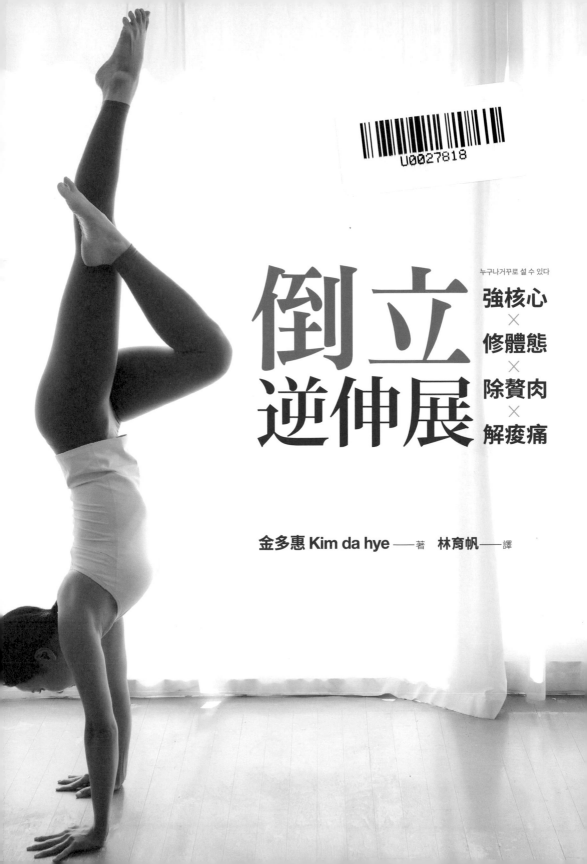

누구나거꾸로 설 수 있다

倒立逆伸展

強核心
×
修體態
×
除贅肉
×
解痠痛

金多惠 Kim da hye ——著　林育帆——譯

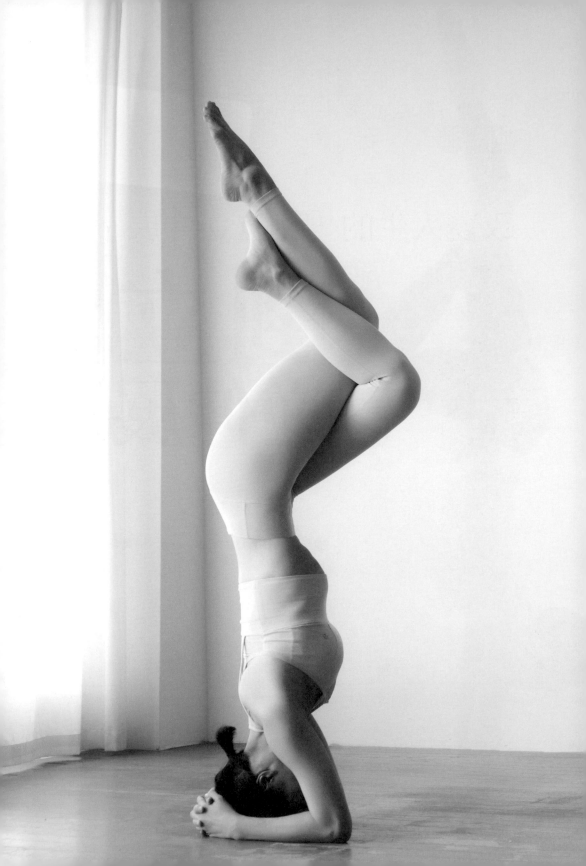

作者序

改變人生的「倒立逆伸展」

　　我從小學習芭蕾舞多年，後來踏入社會工作，讓我深切感受到運動的重要性，於是我開始健身。然而，這輩子只跳過芭蕾的我，對於使用運動器材感到興趣缺缺，因此我一直以來只有做伸展運動而已。在尋覓其它運動種類的過程中，我開始接觸當時掀起一陣風潮的熱瑜伽。

　　我本來很怕熱，也不熱衷於使用桑拿房，卻要在像桑拿房一樣的酷熱空間裡運動，起初真的很吃力。不過神奇的是，瑜伽本身的魅力，遠遠大於環境所帶來的考驗，因此不知從何時開始，我開始享受瑜伽、忘記疲憊了。

　　我就是喜歡瑜伽，不但熱愛執行動作時所感受到的身體變化，也熱愛做完瑜伽後平靜下來的心靈。為了更正式投入做瑜伽這件

事，我報名了瑜伽課程，也認真去上課了。

由於主修舞蹈，因此我身邊有許多從事瑜伽或皮拉提斯教學的朋友，於是我毅然決然辭掉才做沒多久的工作，轉而攻讀瑜伽教師資格。我重拾過去教芭蕾的經驗，開始教起瑜伽了。指導瑜伽的同時，也讓我更加深愛瑜伽，從事這份工作的每一天令我感到無比快樂。

深陷頭倒立的魅力中

某一天，我偶然在 Youtube 上，看到瑜伽老師布里奧尼‧史密斯（Briohny Smyth）做頭倒立等各式各樣倒立姿勢的影片，這讓我受到極大衝擊，原來做瑜伽也能這麼優美。此後，我成了她的粉絲，並修畢國際瑜伽教師學分。在瑜伽的眾多動作中，「頭倒立」被譽為 Asana（瑜伽體位）之王，而我深陷倒立姿勢的魅力中，於是便開始展開練習。

近來隨著韓國藝人李孝利、IU 做倒立姿勢的模樣在電視上播出，使瑜伽受到莫大關注，現在在一般的瑜伽教室就能學得到。不過，當時的我，雖然很想學，卻沒有途徑，加上社群網路不如現在發達，不容易取得相關資訊。我看著三十年前出版的瑜伽課本和千辛萬苦在網路上找到的影片，獨自研究及練習倒立姿勢，

並開始將那些動作上傳到社群網路。

　　時隔不久,便受到各國朋友的好評,使得外國追蹤者急遽增加。隨著帳號日漸壯大,竟也讓我親眼見到帶領我走向瑜伽之路的布里奧尼‧史密斯。此後,我不僅收到在紐約舉辦的世界性瑜伽會議的邀請,也跟許多大品牌合作。仔細想想,似乎是在Youtube上看到瑜伽影片這件事改變了我的人生,如果不是布里奧尼‧史密斯,我可能只會單純喜歡瑜伽,而無法走到今天這一步吧!

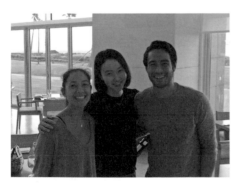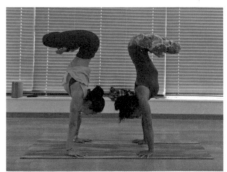

▲與我的偶像布里奧尼‧史密斯(Briohny Smyth)見面合影。

倒立逆伸展，讓我的膚質變好、身材曲線更棒

二十多歲時，我對養顏美容十分感興趣，尤其格外注重皮膚保養，因此我定期會去皮膚科做護理。後來，在快三十歲時，我愛上瑜伽的倒立姿勢，每天花數小時練習和進修，這讓我感受到體態正在改變，而且皮膚比定期做保養時來得更光滑，氣色也更明亮，因此自然而然不用再去皮膚科報到了。

不去皮膚科數年過後，有時我甚至會被問說：「妳皮膚真好，是去哪間皮膚科呢？」這時我都回答：「想要皮膚好，那就做瑜伽吧！」而且我一定會建議多倒立。這是我親身所感受到的，事實上，倒立不僅能改善血液循環、讓氣色變好，也能讓鬆弛的皮膚產生彈性、增加潤澤度。此外，倒立也會活化因地心引力的影響而受到壓迫的體內器官，改善消化不良、便祕等問題，所以膚況自然會變好，臉也會越來越漂亮。

那體態如何呢？由於倒立能改善圓肩、舒展背部、矯正變形的脊椎，因此附著在身上各處的討厭贅肉也會跟著消失，雕塑出俐落的體態線條。除此之外，還有許多優點，所以我經常建議身邊朋友練習倒立。雖然許多人知道瑜伽的優點，但是大家都認為「讓身體顛倒過來的倒立只有會運動的人才會做，我做不到」，因此不曾嘗試，實在非常可惜。

頭倒立練習，讓我快速恢復至懷孕前的體態

就這樣與瑜伽度過將近十年的時間，在年紀邁入 3 字頭的初期，我經歷了懷孕和生產，這讓我再次體會到倒立所帶來的驚人效果。對女人而言，懷孕和生產宛如重生。儘管我從小到大長期運動、踏入 2 字頭後開始從事瑜伽工作，但是卻躲不過懷孕和生產所帶來的變化。

我不建議在懷孕初期，和胎兒下移入盆的懷孕後期倒立。此外，如果妳懷孕前不擅長倒立，那這時千萬別嘗試。懷孕前的好幾年，我每天都做各式各樣的倒立姿勢，所以才辦得到。懷孕期間，孕期進入穩定期後，我一週只練習一次，一次不超過 5 分鐘。雖然倒立姿勢，不是懷孕期間嚴格禁止的動作，但也不是對懷孕和生產極有幫助的動作，因此我不建議進行。

雖然倒立對於產後恢復體態大有裨益，不過產後的三個月身體處於非常虛弱的狀態，因此我建議先充分休息，三個月過後，可以從低強度的瑜伽動作開始進行，產後六個月起，便可進行包含頭倒立在內的倒立姿勢。

懷孕後，在肚子越來越大的過程中，會出現腹肌往兩側展開的腹直肌分離現象，產後若沒有立即控制住這個問題，展開的腹直肌就會變硬，導致體型改變。受到腹部肌力變差的影響，不但會

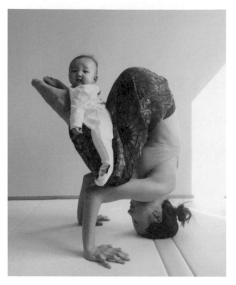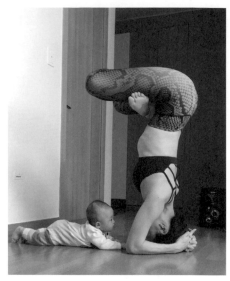

▲小孩出生後，我繼續練習倒立逆伸展，照顧自己的身體。

破壞上半身的平衡，使腰間產生疼痛感，同時也會讓下垂的腹部
贅肉原封不動地留在原位。

　　為了盡快消除腹部贅肉，大家通常會做仰臥起坐或撐體這類的
腹部運動，但是千萬要避免。這是因為關節正處於非常脆弱的狀
態，若是讓尚未復原的腹直肌進行跟一般人相同的腹部運動，反
而會因為過度緊繃，而使腹直肌分離的問題更加惡化，甚至有可
能變得僵硬。

　　我做頭倒立的同時，搭配呼吸法和強度適中的腹直肌分離運
動，由於產後有持續做倒立姿勢，所以現在我的腹部上方完全沒
有任何妊娠紋，早已回到生產前的體態。

只要四週，每天做四個動作，你就會脫胎換骨！

　　如同先前所說，我一開始學頭倒立時，韓國幾乎沒有詳細指導該動作的瑜伽教室，所以我是看著出版許久的書和國外影片自行學習。因為經歷了那樣的過程，所以當我在教導學員頭倒立時，我總會竭盡所能地協助他們，尤其特別想告訴他們「倒立逆伸展」數也數不清的優點。

　　我想對跟我學習瑜伽的學員，以及至今依然透過社群網路私訊告訴我想學「倒立逆伸展」的大家，傳授能自行用安全且正確的姿勢進行倒立的方法，於是撰寫了這本書，也編寫了「4 週倒立逆伸展計劃」。

　　比起其它運動，本書所介紹的四週計劃強度不高。包含能安全且輕鬆進行倒立動作的前後伸展操和放鬆和緩動作，只要五分鐘就能跟著操作。由於頭倒立動作是從非常簡單的姿勢開始編寫，即使身體僵硬、沒有運動細胞的人也做得到。

　　不過，倒立動作本身帶有受傷的可能性，因此務必確實操作每週所搭配的動作，四週期間每天都要持之以恆地進行，這點十分重要。只要身體熟悉每個動作、練出平衡感、找到身體重心，四週過後就能做出完美的倒立姿勢。有志者事竟成！這句話請銘記在心。

目錄 CONTENTS

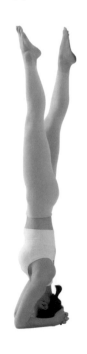

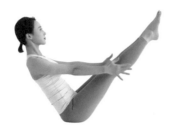

PART 1　練習前，你要知道的事

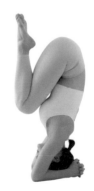

PART 2 「倒立逆伸展」四週練習計劃

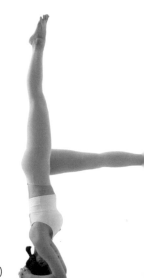

什麼是「倒立逆伸展」？

　　將手肘打開，與肩同寬，雙手十指緊扣，緊貼地面。低頭，後腦杓緊貼十指緊扣的雙手，頭頂緊貼地面，然後雙腿慢慢地向天花板伸展，身體變成一字型，就成功了！

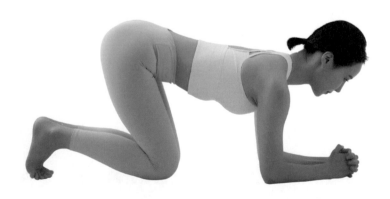

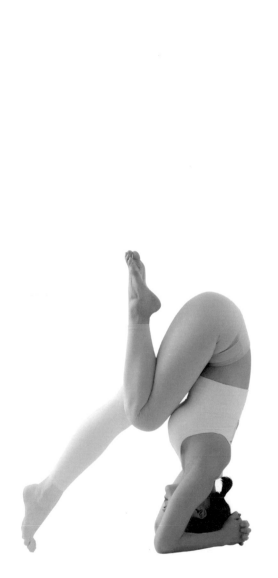
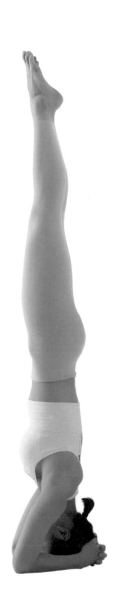

倒立逆伸展，
讓我肌膚有彈性，
身形更漂亮

—— 20 多歲女性練習者

　　我這輩子一直說要運動，可是卻未曾真正運動過。準備結婚的那陣子，我想似乎也該減減肥、保養一下。正當我在苦惱要做什麼運動好時，身邊親友說瑜伽有助於雕塑體態線條，於是我便開始接觸瑜伽課程。

　　正如我所預期的，瑜伽有難度，而且我的身體比想像中來得更僵硬，尤其是稍微需要柔軟度的動作，我幾乎做不來。不過，瑜伽中有許多使用肌力的動作，屬於有氧運動的串連瑜伽（Vinyasa Yoga）特別有趣。

　　也許是第一次運動的緣故，越投入瑜伽練習，越能明顯感受到自己身體的改變。不但腰間贅肉不見了，每天也能感受到大腿後側和臀部變得更有彈性。正因為如此，我自然而然地對瑜伽越來越感興趣，也喜歡上瑜伽了。

　　某一天，偶然在電視上看到不一樣的瑜伽動作，令我躍躍欲試，於是我向老師請教，而那個動作就是倒立。起初難度似乎太高了，讓人不禁心想是否做得到，不過老師循序漸進地指導我，所以我才能輕鬆地照著做。

　　第一次做倒立時，有時會因為找不到平衡點而跌倒，也曾因為太害怕而尖叫，但是我以在蜜月旅行時，要在海邊留下帥氣的倒立照片為目標，很認真的練習，練習的程度甚至比準備婚禮來得更認真。

　　我原本屬於下半身肥胖的體型，不過自從做了包含頭倒立在內的各種倒立姿勢後，上半身不但長出好看的肌肉，也變得更加結實；下半身變瘦、不再水腫了，連贅肉也消失不見，整體的體態線條變得更美了。持之以恆地練習後，我總算不用靠牆就能自己完成頭倒立，並如我所願地，去蜜月旅行時，以帥氣的頭倒立姿勢，拍下認證照後才回國。

倒立逆姿勢，
改善長期駝背與肩頸疼痛

———— 30 多歲男性練習者

從小長時間讀書，所以經常坐在書桌前。即使踏入社會，也是一整天坐著處理公事。下班過後，頸部、肩膀、腰部沒有一處是不疼痛的。將身體平躺在地板上打地鋪尤其令我感到不適，所以我總是難以入眠，每到早上就會疲憊不堪。到醫院檢查後，確診出有嚴重的烏龜頸和駝背問題。由於疏於運動且生活姿勢不良，因此體態自然而然就變形了。為了矯正姿勢，我開始練習瑜伽。

起初先從基本瑜伽動作慢慢開始，保持基礎體力，待基本動作持續進行幾個月，且能順利完成後，老師便告訴我倒立對姿勢

不良的人特別有效，於是建議我做倒立姿勢。從那天起，每次課程的最後，我總會練習頭倒立。一開始真的很辛苦，如老師所說，只要有圓肩和駝背的問題，即使是擁有基本肌力的男性，也難以用正確姿勢完成頭倒立，因此像我這樣從頸部到腰部毛病一大堆的人，要用正確動作完成倒立動作並不容易。所以，就算是沒有上瑜伽課的日子，我也會依照老師所教的方式，在家練習倒立。

努力果然不會背叛人。幾個月下來，我靠瑜伽動作持續打造基本體態，再用倒立收尾，結果不僅消除了頸部和肩膀的疼痛感，同時也能感受到站姿更端正了。原本因為不良姿勢導致我連坐在地上都會感到不適，可是做倒立後，駝背和圓肩問題慢慢改善，各種痛楚也隨之消失。

自從靠倒立經歷全身上下驚人的改變後，我便向親友推薦這個瑜伽體位法。因為親身體驗過，所以深深明白倒立姿勢對我們身體多麼有益。

一個微小的動作，卻為日常生活帶來巨大變化。以前連坐在地上都很吃力，甚至難以想像坐在地上再前彎這件事，可是藉由倒立讓身體煥然一新後，現在我還能坐在地上剪腳趾甲呢！對我而言，變化相當明顯。

排解壓力，
安定心靈的倒立練習

————— 30 多歲女性練習者

　　我學瑜伽非常久了，嘗試過各式各樣的運動，覺得瑜伽最適合我，所以練習瑜伽已經好一段時間了，但是一直以來只做瑜伽教室所教的基本動作。後來上了老師的瑜伽課，雖然不明白原因，但是我就是喜歡瑜伽。好比世上的每件事一樣，只要喜歡便會感興趣，而且會想繼續做下去。跟老師一起練習的瑜伽也是如此。練習過程是令人快樂的，向老師穩紮穩打地學習以前沒有勇氣嘗試的倒立，過程也十分美好。

　　瑜伽的所有動作，皆有助於找回心靈的安定，但或許是長期以

來只做相同動作，以致身體太熟悉了，所以有時身體與心靈是分離的。不過，自從開始做老師所指導的頭倒立與各種倒立姿勢後，每天困擾我的雜念消失不見，讓我得以完全地投入在自己練習瑜伽的身體狀態上，感覺棒極了！

即使上完課，我也會在下課後，想盡辦法努力學習更標準的姿勢。多虧了用正確姿勢完成動作時的那份成就感，與我對自己的信任，讓我更喜歡瑜伽了。不為任何目的，我就是喜歡瑜伽。

我為了邁向這條路，進而也參與了師資培訓課程，取得瑜伽師資認證，成為一名瑜伽老師。瑜伽的所有動作為我們帶來眾多好處，而倒立逆伸展則會改變人生的許多事物，所以一定要試試看。

矯正高低肩，
坐骨神經痛消失

—— 40 多歲女性練習者

全身上下不知從何時開始疼痛起來，高低肩再加上坐骨神經痛，全身處於失衡狀態。由於身體不適，使我經常發脾氣，導致諸事不順，生活品質簡直糟透了。

身邊的同事向我推薦瑜伽，雖然我嘗試過各式各樣的運動，但瑜伽卻是生平第一次接觸，難免令我感到有些生疏。我不免心想，不是柔軟度好的人才會做瑜伽嗎？因此這讓我莫名感到頗有難度。不過苦惱幾天後，我還是去上課了，上課後我才明白，自己一直以來都在瞎操心。

　　我一直以為瑜伽有許多像劈腿動作等增加柔軟度的靜態動作，但是實際操作後，我才知道瑜伽也有不少強化肌肉的動態動作。尤其是累得嚇人的倒立，對於強化肌肉相當有益。

　　此後我對瑜伽本身產生興趣，所以繼續去上課。因工作繁忙而無法參加晚上的課程時，我會不吃午餐跑去上課。此外，練習瑜伽越久，越能發現它舒緩了身上所感受到的痛楚，因此心靈自然會穩定下來，我喜歡這樣的變化。

　　現在我比任何人早到瑜伽教室準備上課，同時也會最後離開教室。在持續練習了一開始我覺得難度頗高的頭倒立後，現在無須靠牆就能完成，而且幾乎可以在牆壁前面操作手倒立了。每天練習頭倒立和手倒立後，不但矯正了原本有高低肩問題的肩膀，脊椎側彎所造成的坐骨神經痛也徹底痊癒了。

矯正側傾的身體，
身體不再疼痛

———— 50 多歲男性練習者

　　我迷上高爾夫球，所以打高爾夫球有一段時間了。不但每週都會去高爾夫球場，下班後也會在室內高爾夫球場練習。然而，雖然說是運動，身體長時間朝同一個方向使用，導致姿勢不良，並且感到有些不舒服。高爾夫球是我人生中的莫大快樂之一，如今卻因為身體疼痛而無法好好打球，讓我覺得既傷心又無聊。所以，我受到身邊親友的推薦，決定要透過瑜伽來矯正姿勢。

　　起初，我純粹只想矯正扭曲變形的體態，藉此增加擊球距離，然而我卻出乎意料地莫名喜歡瑜伽。喜歡到一星期去一次高爾夫

球場，卻一星期去上三次私人瑜伽課。本來只做伸展動作，後來跟老師說我想要把高爾夫球打得更出色，於是老師便推薦我既能保持身體平衡感，又能培養專注力的頭倒立。開始練習瑜伽後，我也曾經想嘗試頭倒立，但是礙於對倒立的恐懼，始終未曾嘗試過。老師說，沒什麼比頭倒立更有助於訓練平衡感了，所以在老師的鼓勵下，我開始按部就班地練習頭倒立。

一開始真的太吃力了，在做頭倒立的主要動作前，我卻連放鬆身體的下犬式都練不熟，只覺得又累又困難。

跟同年紀的人相比之下，我本來以為自己有積極健身運動，所以應該不會太難才是，但是若想正確操作頭倒立，除了體力外，還要抓到平衡感、找出重心才行，那並不容易。然而，我眼裡只看得到要再次享受高爾夫球的目標，所以從來不曾缺課，認真地跟著老師學習。

起初的吃力不討好只是暫時的。拜頭倒立所賜，因打高爾夫球而往某側傾斜的身體逐漸矯正回來了，而且打高爾夫球時不僅疼痛感減輕了，擊球距離也開始增加了。此外，除了體態的改變外，進行頭倒立期間不會胡思亂想，讓我更喜歡頭倒立。

最近我不但有認真練習頭倒立，也有開心地打高爾夫球，人生中又多了一項與高爾夫球一樣有趣的事。從事我所喜愛的事，讓我感到精力充沛，與人之間的相遇也變成快樂的事了。

「倒立逆伸展」四週計劃

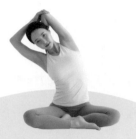

STEP1 ▶暖身動作

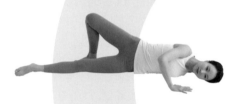

STEP4 ▶放鬆緩和

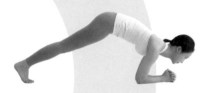

STEP2 ▶肌力訓練

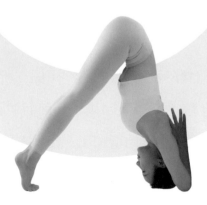

STEP3 ▶倒立練習

只要每天投資 10 分鐘，照著做四個動作，四週就能成功完成倒立逆伸展。

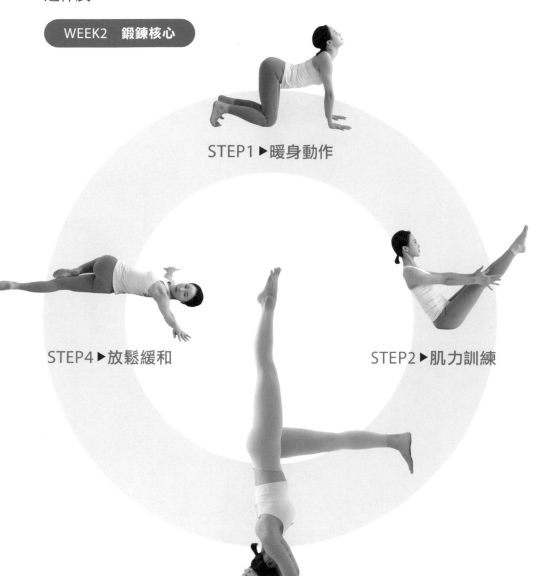

WEEK2 鍛鍊核心

STEP1 ▶ 暖身動作

STEP2 ▶ 肌力訓練

STEP3 ▶ 倒立練習

STEP4 ▶ 放鬆緩和

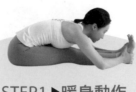

STEP1 ▶ 暖身動作

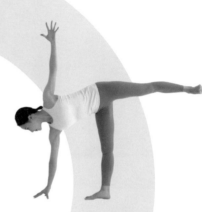

STEP2 ▶ 肌力訓練

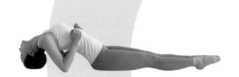

STEP4 ▶ 放鬆緩和

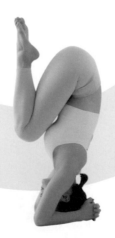

STEP3 ▶ 倒立練習

WEEK4　鍛鍊全身

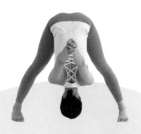

STEP1 ▶ 暖身動作

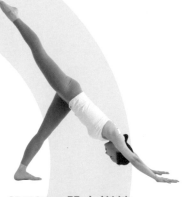

STEP2 ▶ 肌力訓練

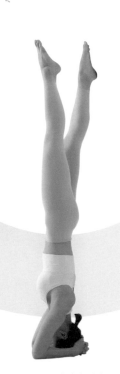

STEP3 ▶ 倒立練習

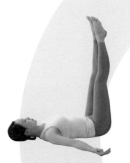

STEP4 ▶ 放鬆緩和

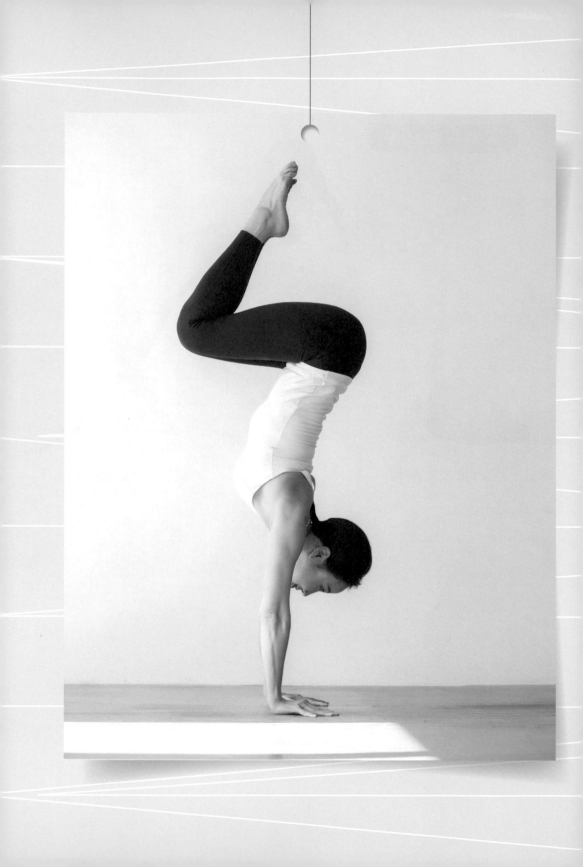

PART 1

練習前，
你要知道的事

為什麼要練習
「倒立逆伸展」？

　　有個既是瑜伽愛好者的目標、沒做過瑜伽的人也渴望挑戰，同時又是近年來明星藝人們在大眾媒體上公開亮相的瑜伽動作，那就是被稱為「Salamba Sirsasana」的頭倒立（headstand）。梵語的「salamba」意指「支撐」、「sirsa」意指「頭」、「asana」意指「姿勢」，用頭支撐的姿勢，即指緊貼地面的倒立姿勢。

　　沒有暖身直接進行頭倒立是有難度的，所以瑜伽課程中，會先從放鬆身體的伸展操開始，難度慢慢提高後，後半段才會來到頭倒立，接著再用舒緩肌肉的動作收尾。

　　頭倒立屬於瑜伽動作中難度偏高的動作，難以自己一個人跟著做，不過只要循序漸進地一步一步熟悉動作，任何人都做得到。

　　許多瑜伽愛好者之所以將頭倒立視為目標，除了因為它的難度高、姿勢華麗好看之外，它的成效更是顯著到讓人足以感受到身心的變化。只要有規律性地練習頭倒立，便能活化腦細胞、增進

思考能力與專注力、為容易感到疲憊的人注入活力，對於消除壓
力也有極大幫助。不只有內在變化而已，外在變化上，頭倒立也
能達到改善膚況、強化核心、改善下半身水腫等各種效果。

在狹小空間就能練習頭倒立，不用特殊運動器材或設備，更不
需要具備將腳越過頭頂後方的柔軟度。只要將專注力集中在自己
身上，並用身體的平衡感找到重心，所有雜念便會消失無蹤。有
益身心與精神的頭倒立不僅是現代人的最佳運動，同時也是不可
或缺的運動。

倒立練習 6 個月，
皺紋和白髮消失

　　瑜伽的經典中，有句話說：「只要持續做頭倒立 6 個月，皺紋和白髮就會消失。」這句話意指頭倒立有益健康，對於近來現代人極度關心的美容方面也有莫大功效。

　　上過我的瑜伽課的學生們持續做包含頭倒立在內的倒立姿勢，其中最令他們感到驚訝又滿意的變化是，膚況明顯改善了，體態也變得更美了。受到地心引力的影響，我們身上的肌肉和皮膚會下垂，不僅會導致頸紋加深、臉部肌膚鬆弛且失去彈性，更會長出小細紋。

　　以前有位跟我學瑜伽的學生，她是 30 多歲的女性。相對於她的年齡，她的皮膚顯得黯然無色，她為此感到莫大的壓力。對她來說，瑜伽的其它動作也很合適，但是我建議她持之以恆地做頭

倒立。一開始她難以置信且心生懷疑，不過認真做頭倒立和各種倒立姿勢數個月後，便聽到許久不見的朋友說她皮膚變好，看起來透亮許多，使她覺得既神奇又驚訝。

頭倒立等倒立姿勢會讓血液集中在頭部，同時刺激臉部的微血管，使肌膚充滿生氣，亦能消除堆積在臉部的老廢物質，改善青春痘等肌膚問題。

另一位學生是 40 多歲的女性，一直以來都被說是童顏的她，一邁入 40 歲後，皮膚彈性驟減，令她懊惱不已。我同樣也向她推薦倒立姿勢。倒立姿勢藉由改變重力流的方式，達到拉提效果。這名女性說，她認真做倒立姿勢三個月後，不僅皮膚產生彈性，身上也長出健美的肌肉，反而變得比以前更年輕，令她心滿意足。

即使不使用特殊醫美技術，任何人也能在生活中實踐的皮膚保養方式，就是倒立逆伸展。

消除下半身水腫、
讓腿變勻稱

倒立能促進血液循環，對於改善下半身水腫也有極大效果。

一名跟我學瑜伽的 20 多歲女同學，只要一到晚上腳就會腫起來，水腫嚴重到必須將早上穿的鞋子當成拖鞋來穿。她會準備消除水腫的食物來吃，也聽說伸展操有助改善而認真做伸展操，可是效果卻相當短暫。我也向她推薦倒立姿勢，比起下犬式這類下半身接觸地面的姿勢，我更建議她持之以恆地做頭倒立這類下半身朝天花板伸展的倒立姿勢。

即使是沒有上瑜伽課的日子，她在家只要一有時間，就會認真做頭倒立和各種倒立姿勢，僅僅幾週的時間，便見證驚人效果。她說，以往只要一到晚上，就算有做伸展操，雙腳也會再次水腫起來；現在下班回家的路上雙腳不會感到不適，讓她感覺好極了。

此外，由於雙腳不會水腫了，原本臃腫的小腿也變得更加光滑，可以穿上以前不會穿的裙子，令她十分開心。

　　水腫意指體液停滯在身體的某個部位。不只血液，在體內循環的淋巴液和水分受到重力影響皆很容易堆積在下半身。尤其是淋巴液，沒有像心臟那樣的幫浦媒介，而是伴隨淋巴管周圍肌肉的放鬆與收縮來流動，因此上了年紀後，一旦肌力下降或運動量不足，便會導致循環不良。堆積的淋巴液和水分首先會引發水腫，嚴重的話，會導致體內毒素無法排出體外，引來更嚴重的疾病。

　　只要做頭倒立，聚集在下肢的淋巴液和水分便會從下肢往頭部方向回流，藉以消除水腫，雙腿也會更加光滑。

解決消化不良
和便祕問題

　　因運動量少、長時間久坐而導致現代人有的常見疾病，就是消化不良和便祕。雖然多半是因為壓力和不良的飲食習慣等因素所造成，但是受到重力的影響，內臟器官會下垂，進而引發問題，最常見的就是上述兩項症狀。

　　特別是胃下移的胃下垂，現代人經常出現此狀況。一旦胃下移，位於胃下方的大腸、小腸和膀胱等器官皆會受到壓迫，進而導致腸胃疾病。

　　頭倒立是將身體顛倒過來、抵抗重力的動作。只要持續做這個動作，因重力而下垂的內臟器官便會歸位，如此一來，自然就能解決腸胃疾病。

　　一名 30 多歲的男性表示，在認識我之前，他因慢性消化不良

而時常熬藥度日。由於胃不舒服，因此經常發脾氣和莫名感到心煩，於是在朋友的推薦下，他開始接觸瑜伽。

　　起初練習瑜伽是為了讓心靈獲得安寧，後來做了倒立練習後，不但修身養性，長期以來困擾他的消化不良問題也不藥而癒，讓他不禁說道，學瑜伽真是學對了，令他相當滿意。

　　另一名 30 多歲的女性則是一有壓力，腸胃就會出狀況，便祕問題甚至嚴重到好幾天無法如廁。因為嚴重便祕，所以臉上三天兩頭就會長出發炎型青春痘，令她相當苦惱。為了保養身體、促進血液循環，她開始做瑜伽。經過個人諮詢後，聽到她有這方面的困擾，我便向她解說頭倒立的好處，建議她勤做倒立姿勢。

　　一開始她因為肌力不足而吃盡苦頭，但是邊強化肌力邊練習後，總算成功將頭倒立了。此後她持續倒立練習，不但改善了腸胃功能，便祕問題也解決了，臉上也不再長青春痘了。包含頭倒立在內的倒立姿勢能使體內器官歸位，解決各種腸胃疾病。

頸部、肩膀、腰部的
疼痛消失

核心是位於身體中心部位的肌肉，主要是指脊椎周圍的腰部、臀部和腹部肌肉。核心扮演著維持全身平衡的重要角色，也支撐著腰部，所以如果核心無力，腰部就會有疼痛問題，連帶脊椎、頸部和肩膀都會接連出現疼痛感。

頭倒立對於強化核心有極大效果。頭倒立不是將下肢往天花板方向踢上去，而是藉助核心的力量，慢慢將下肢往上提，因此會強健核心，並提升身體的耐力。此外，在下肢朝天花板伸展並維持的動作中，為了不失去平衡，會持續使用核心，所以更有強化核心的功效。

一名 50 多歲的男性腰部劇痛，想藉由瑜伽強化身體，於是登門拜訪。第一天上課時，即使是操作簡單的動作，他也因為腰部、

背部、肩膀和頸部疼痛而叫苦連天。不只瑜伽動作，連基本的伸展動作也令他苦不堪言。他不曾運動過，所以全身肌力不足，尤其是腹部、腰部和臀部，幾乎沒有肌肉，因此核心力量非常弱。

我們從放鬆全身上下的伸展操開始，重複操作低強度的瑜伽動作。由於他的肌力非常不足，因此在適當的範圍下，主要進行他做得到的動作，然後再逐漸提高強度，我也教他能夠強化肌力的動作。待他可以操作某些動作後，我才教他有助強化核心的頭倒立姿勢。

起初他因為害怕疼痛而吃盡苦頭，但是每天練習時一點逐漸提高層次後，他明顯感受到痛楚減少了，於是開始享受頭倒立。

每當一有空閒時間，他就會獨自練習，藉以強化肌力，所以核心力量增強了。一段時間過後，他表示想學前臂倒立或手倒立，並且也會積極提供意見。

只要透過頭倒立強化核心，就能舒緩腰部疼痛的問題，同時也能強化背部、肩膀和手臂的肌力。

讓頭腦清醒，
提升專注力

近來由於普遍使用電腦和手機，許多人開始有烏龜頸、一字頸的毛病。烏龜頸和一字頸不但會引起頭痛和頸痛，也會導致頸部骨骼形狀變形、肩膀後方肌肉變僵硬。一旦肩膀後方肌肉變硬，腦部血流量就會下降，造成腦袋一片空白，專注力也會隨之下降。一次解決此問題的方法就是練習頭倒立。

平時為了將血液送至頭部，需要適當的血壓，但是做頭倒立的話，血液會自然流向頭部，藉此增加腦部的血流量。只要腦部血流量增加，跟著血液一起移動的新鮮氧氣便會傳送至腦部，使頭腦清醒。如此一來，會提高喚醒反應，同時也會加快運動功能、改善整體的認知功能、提升專注力和記憶力，使頭腦活化。

倒立的好處 • 06

身體直了，
心也會沉澱下來

　　瑜伽之所以會受歡迎，是因為它對於減肥和矯正姿勢有卓越效果的緣故。然而，這也只是它一小部分的優點而已。

　　瑜伽本來是身心強化方式，從古印度開始流傳，其目的是透過調整姿勢和呼吸的訓練和冥想，讓心靈回歸平靜。因此，配合正確姿勢和呼吸，將注意力集中在自己的身體狀態相當重要。

　　瑜伽動作中，倒立姿勢中的頭倒立更是如此。維持頭倒立動作的同時，只要稍微一分心，便容易因為失去重心而跌倒。尤其是初學者，較不易找到重心，所以做頭倒立練習的時候，為了將專注力集中在姿勢上，通常沒有時間想其它事情，因此，雜念自然會消失不見，全神貫注在身體上，心靈也會隨之平靜下來。

　　此外，在挑戰頭倒立的過程中，往往伴隨著失敗，但只要克服肉體上的恐懼感，我們便能藉此獲得自信，對人生產生動力。不僅能促進體內循環，荷爾蒙也能正常運作，使憂鬱獲得控制。

「倒立逆伸展」的基本練習

手的位置

頭倒立是頭部緊貼地面，再用十指緊扣的雙手和手臂，支撐倒立的身體動作。用雙手和手臂打穩地基，再支撐頭部，才能預防頸部受傷，做出正確的頭倒立。

調整手勢時，第一個重點是手肘的位置。兩側手肘位置應與肩同寬，練習動作時，應維持三頭肌（位於上臂後側的肌肉）繃緊的力道，藉此避免手肘寬度變大。

第二個重點是十指緊扣的手的位置和手勢。先維持好打開與肩同寬的兩側手肘位置，雙手十指緊扣後往前推出，會形成三角形。此時，十指緊扣的手在雙手中間做出球形，像是握住杯子一樣，讓掌根（接近手腕的部位）碰到後腦杓，而非整個手掌包覆住後腦杓。這樣做十指才能緊緊扣住，並支撐住後腦杓，對於抓住重心也會更有助益。

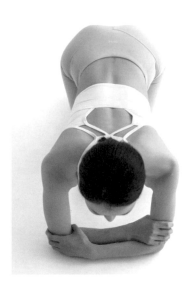

1 輕抓兩側手肘外
側，找到與肩同
寬的手肘位置。

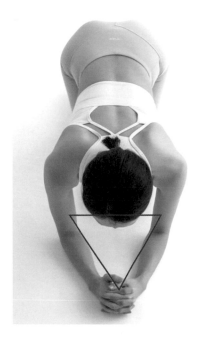

2 維持好打開與肩同寬的手
肘位置，接著雙手十指互
扣。此時，讓兩側手肘和
十指互扣的手呈三角形。

頭部的位置

　　接觸地面的頭部位置是我們常說的囟門。如果不清楚自己的囟門位置，可以站著找出書本擺在頭頂時不會搖晃又能抓到重心的點。從該點往額頭方向向前 0.5 公分，即是做頭倒立時接觸地面的位置。

　　第一次做頭倒立時，有些人會因為頭頂疼痛而鋪棉被或坐墊再做，但是地面太軟的話，會不容易抓到重心，頸部也會因施力過度而有受傷風險。如果覺得過痛，建議將瑜伽墊摺成兩層再做。

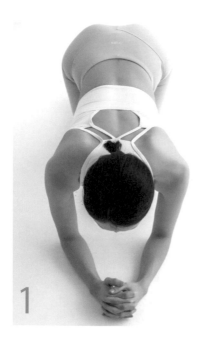 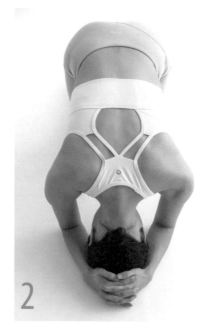

肩膀、背部形狀

　　如果已經掌握手勢和頭部位置，接著將心思放在雙腳離地前的姿勢。從側面觀看，後腦杓緊貼十指互扣的雙手、頭頂緊貼地面的狀態時，臀部朝向天花板抬高，脊椎呈一直線，從頭頂到尾椎必須呈現垂直狀態。

　　臀部朝向天花板抬高時，應維持將腹部推往脊椎的感覺。此時，手肘強壓地面，並要留意勿讓重心往身體後方傾倒。

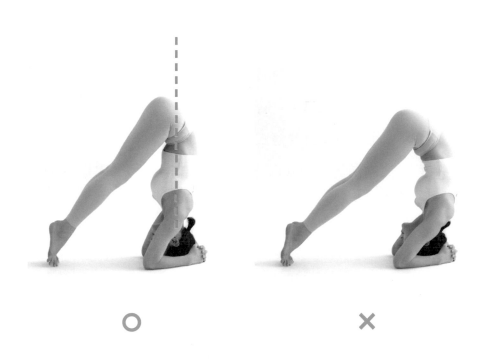

○　　　　　　　　　　　　　　×

腿的位置

做頭倒立時，不建議將腳往上往後踢。五花八門的倒立姿勢中，做頭倒立時頭頂會碰觸地面，如果將腳往後上踢，身體可能會左搖右晃，造成頸部受傷。因此，做頭倒立時不可將腳往後上踢，而是屈膝，慢慢用軀幹將腳拉起來，再往天花板的方向伸展。

用軀幹將腳拉起來時，單腳先屈膝，再將大腿貼緊胸口，維持腳後跟往臀部方向推的力道。想像有一顆橘子夾在大腿和腹部之間，將腳拉起來像在擠橘子一樣，就會比較好理解了。只要單腳往軀幹方向收起，另一隻腳的腳尖自然會變得輕盈，這樣便能自動離地了。

倒立姿勢中，有許多將腳朝天花板抬起來的方法。有的是膝蓋打直，同時將雙腳拉起來；有的則是跳起來後，雙腳同時朝天花板抬起來。除了頸部有受傷風險的頭倒立之外，也可以練習頭頂不碰觸地面的前臂倒立（p.158），將腳往上踢；或是手倒立（p.176），雙腳跳起來後再往上抬起。

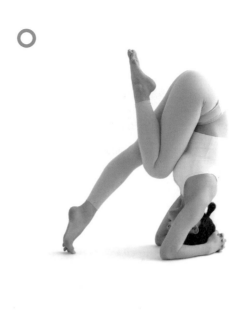

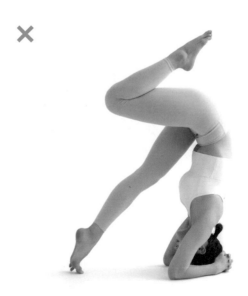

腰的位置

　　將腳朝天花板伸展時的錯誤姿勢稱為「banana-body」。從側面來看，腳會倒向軀幹後方，呈現彎曲狀態。一般做倒立姿勢時，如果無法正確使用腹部力量，會因為腰部垮掉而變成這樣的姿勢。做頭倒立時，應維持將腹部推向脊椎的力道，腰才不會彎曲，以免對頸椎和脊椎造成不必要的壓力。

　　做頭倒立時，錯誤姿勢會引發腰部和頸部疼痛，相較於它所帶來的優點，這樣反而會對身體造成負面影響，因此操作時應特別留意腰型。正確姿勢是，將腳抬向天花板時，施力收緊腹部，讓軀幹變得平坦，並使用大腿內側肌肉、括約肌和將腳朝天花板伸展的腳尖力量來固定身體。

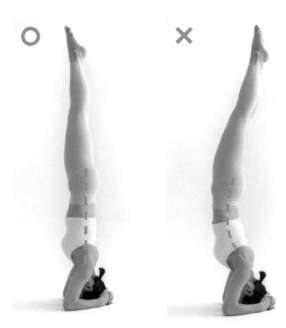

呼吸法

做瑜伽時，呼吸相當重要。在瑜伽教室經常學的串連瑜伽（Vinyasa Yoga）或阿斯坦加瑜伽（Ashtanga Yoga）是使用勝利式呼吸法（Ujjayi Breath）。初學者難以同時進行頭倒立和勝利式呼吸法，因此建議在做頭倒立之前，先熟悉勝利式呼吸法。

首先放鬆坐好，並用鼻子慢慢吸氣。吐氣時，自然地微微張開嘴巴發出「哈啊～」的聲音，同時將氣吐出來。待練習幾次習慣之後，換用鼻子吐氣，不用嘴巴。呼吸時，讓吸進去的氣和吐出來的氣長度相同，並一致地發出淺淺的呼吸聲。此呼吸法能消除身體的緊張感、安定心靈，讓瑜伽動作更穩固。

頭頂緊貼地面，吐氣的同時，將臀部抬起來。配合吸氣，屈膝慢慢將腳往上拉起來，然後再次吐氣，並完成動作。維持倒立姿勢的同時，繼續深呼吸。

維持時間

一開始切勿貪心，建議逐漸拉長時間。維持頭倒立的動作時，起初先慢慢呼吸 3 次左右，下次 5 次或 10 次，以這樣的方式慢慢增加呼吸次數，待穩定之後，日後再依自己的身體狀況和體力，練習約 10 分鐘。

倒立後的休息緩和

練習包含頭倒立在內的倒立姿勢後，需要做緩和身體的休息動作。如果突然從血液集中在頭部的狀態下起身，可能會頭暈，因此做完頭倒立後，務必回到嬰兒式緩和休息。

此動作能讓脊椎回到舒適狀態，對於舒緩全身的緊張感、背部和肩膀皆有卓越效果。因此，PART2「4 週倒立逆伸展計劃」中有收錄這個部分，做完頭倒立主要動作後，務必進行休息恢復動作。PART3 中，倒立姿勢後面未特別補充此動作，但是務必一併操作。

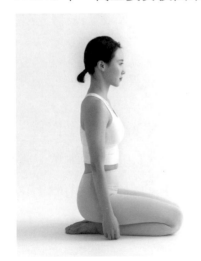

1 屈膝跪坐。

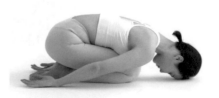

2 前彎，額頭緊貼地面。雙手放在腳兩側，閉上眼睛，呼吸 10 次。

倒立的注意事項

　　俗話說：「過猶不及。」意指「做事過頭就跟做得不夠一樣」，運動也是如此。雖然倒立姿勢有許多優點，但是過度倒立導致自身狀態超出負荷，反而會有危險，所以務必留意。尤其倒立姿勢的動作本身帶有的受傷風險頗高，因此更應該謹慎。

　　包含頭倒立在內的所有倒立姿勢，顧名思義就是將身體顛倒過來，因此血液會集中在頭部。**若是血壓過高、近期眼部動過手術，或是眼部因為有異常症狀而需要觀察，最好避免倒立。女性生理期時應避免長時間倒立；懷孕期間因倒立並不是對懷孕有益的動作，因此也不建議進行。**不過，如果懷孕前有持續做倒立姿勢的習慣，除了懷孕初期和後期之外，其它時期短暫做倒立姿勢無妨。

　　如患有嚴重的骨質疏鬆症或關節炎，礙於受傷風險大，所以最好避免練習。患有脊椎疾病，或是因頸椎壓力造成頸椎椎間盤突出的人，做倒立姿勢有可能會對脊椎或頸椎帶來不必要的壓力，因此也不建議操作。

　　相較於一開始練習就以完成倒立動作當目標，會更建議大家先練習「如何跌倒」才安全，才能降低受傷的風險。如果是初學者，

一開始做倒立姿勢時，會因為找不到重心而跌倒，這時，唯有安全跌下來才不會受傷。

首次練習倒立姿勢時，先借助牆壁的幫忙，熟悉平衡感，待找到平衡感後，再跟牆壁保持距離，在床鋪或沙發前面練習。如此一來，身體才比較不容易恐懼緊張，同時也能更快找到重心。

在床鋪、沙發前面練習時，如果失去平衡、快要跌倒時，屈膝讓腳掌落在床鋪、沙發上面，練習如何跌倒。充分練習如何跌倒後，再將位置移到房間正中央，鋪上毯子或靠墊，在毯子或靠墊前面練習如何跌倒。鋪毯子、靠墊是為了好好保護背部，因此鋪的時候只要鋪在跌倒時背部會碰觸到的地方即可。如果鋪得更廣，可能會因為腳落在毯子或靠墊上而滑倒，造成嚴重傷害。學會安全跌倒的方法後，恐懼將會煙消雲散，沒有牆壁也能進行頭倒立。

為了設定目標，本書是以 4 週實現倒立逆伸展而擬定的計劃，主要是提供想挑戰頭倒立的讀者遵循的方針。**不只有頭倒立，所有運動最好都依照自己的身體狀態和健康狀況，調整後再操作。**尤其是頭倒立，因為有受傷風險，所以更要謹慎小心。

如果第 1 週無法練熟 STEP2、3 的動作，建議不要勉強進入第 2 週，最好第 1 週的動作再多做一星期。如此一來，安全進入第 2 週時才能維持正確姿勢。比成功做出完成動作更重要的是，安全操作不受傷，這點千萬別忘記了。

頭倒立 Q & A

Q 可以每天做頭倒立嗎？

A 根據瑜伽經典所說：「一天修煉頭倒立 3 小時就能征服時間。」、「只要持續做 6 個月，皺紋和白髮就會消失。」這表示做頭倒立對身體有益。相較於一週長期間練習一兩次，我反而建議大家可以每天練習 10 分鐘。

Q 如果腳真的離不開地板，該怎麼辦才好？

A 這是初學者做頭倒立時感到最害怕的階段。此時，腳底可以用書或瑜伽磚墊高，增加腳的高度。腳越高，越容易將腳拉至胸口。一開始先堆高，再分別將一隻腳往軀幹方向收起來，練習如何找到重心，然後再練習一點一滴地降低高度。

Q 姿勢不穩定又扭曲變形，繼續做下去好嗎？

A 雖然頭倒立是對身體有益的運動，但是用錯誤姿勢操作的情況下，反而有害。尤其是肌力不足、平常鮮少運動的人，通常會使用錯誤姿勢進行頭倒立，即使只是稍微扭到，也有極高的受傷風險，因此務必留意。請根據自己的身體狀態操作暖身動作和訓練動作，然後再挑戰頭倒立。

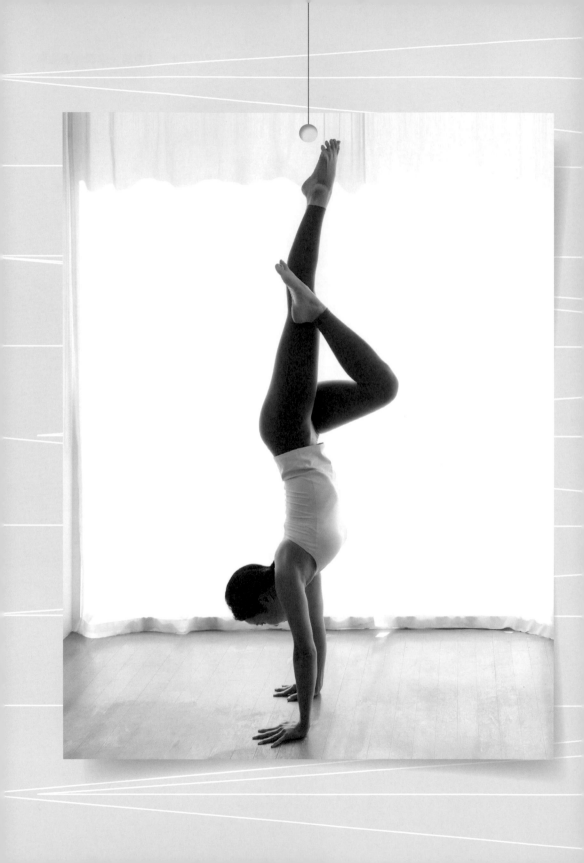

PART 2

倒立逆伸展
4 週練習計劃

倒立逆伸展的
四週練習計劃

　　「倒立逆伸展四週計劃」帶大家從打地基的動作開始,再進展到使用全身的動作,是短期內能以安全且正確的姿勢完成頭倒立的計劃。這個計劃以一週為單位,分部位進行運動。

　　第 1 週是練習頭倒立中最重要的肩膀和手臂等整個上半身。如果將頭倒立比喻為筆直的建築物,那麼強健上半身就如同蓋建築物前要打穩地基一樣。頭倒立是將手臂和肩膀放在正確位置,做好穩固的地基後,接著在其上方將身體堆砌起來。因此,會先從頸部、肩膀的伸展動作開始,預防受傷;再來則是鍛鍊手臂和肩膀的肌力訓練;接著才會進入到撐起上半身的倒立動作練習;最後再放鬆緩和肩膀部位。

　　第 1 週打好地基後,接著第 2 週再來搭骨架。第 2 週是鍛鍊頭倒立中足以被稱為骨架的核心肌群。從放鬆背部和腰部的伸展操開始;再由強健核心並能防止腹部肥胖的肌力訓練;以及正式

開始做頭倒立前，練習如何使用牆壁輔助動作；最後伸展脊椎，進行放鬆。

　　搭好穩固的骨架後，接著要一層一層堆砌磚頭了。第 3 週是透過平衡動作來鍛鍊全身的平衡感。從延展整個後背的伸展操開始；再由提升平衡感的練習動作；以及頭倒立階段中最重要的動作——找到重心並將腳慢慢抬起來；最後進行放鬆背部及胸部。

　　最後第 4 週是讓辛苦蓋好的大樓更加堅固、不要倒下。從鍛鍊全身肌力前先放鬆全身的伸展操開始，再由同時鍛鍊上下半身的高強度肌力訓練，以及頭倒立的完成動作——找到重心並將腳朝天花板伸展；最後再完全放鬆身體。

　　只要按部就班地遵循本書所規劃的 4 週計劃，即使身體僵硬又沒有運動細胞，任何人都能倒立。從現在起，開始試試看吧！

在 PART2、PART3 中，沒有另外標示做倒立姿勢時的抬腳順序，操作時只要先做自己覺得習慣的那隻腳即可。

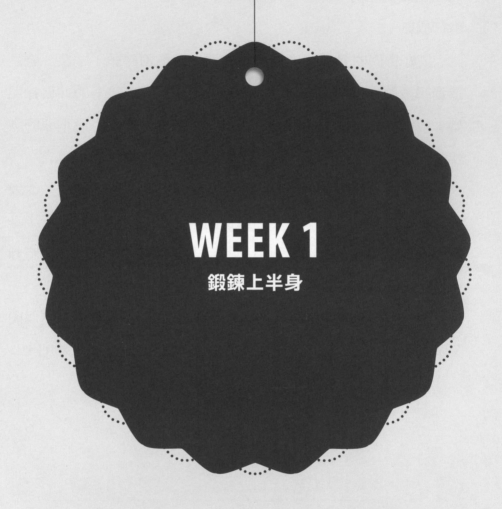

WEEK 1

鍛鍊上半身

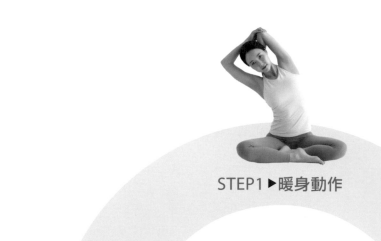

STEP1 ▶暖身動作

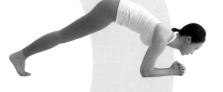

STEP2 ▶肌力訓練

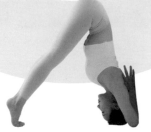

STEP3 ▶倒立練習

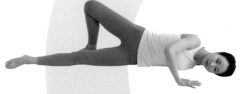

STEP4 ▶放鬆緩和

頸部＆肩膀伸展操

頭倒立是將重量大量承載於肩膀上的動作。由於肩膀和頸部的肌肉相連，因此為了避免受傷，開始做頭倒立前，請務必先做肩膀和頸部伸展操。

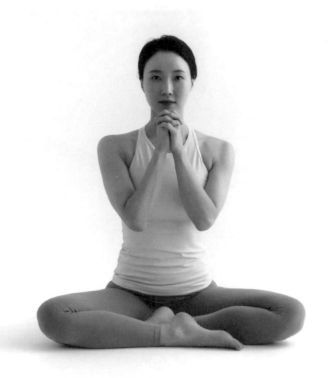

1 雙手十指互扣，大拇指伸直並緊貼下巴。

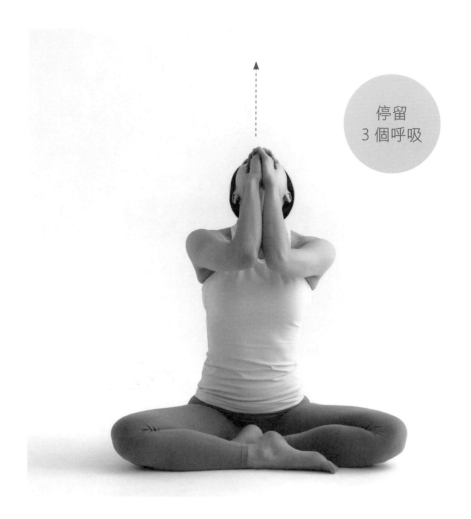

停留
3 個呼吸

2 一邊吐氣,一邊將雙手上舉,頭往後仰。眼睛直視天花板,並慢慢呼吸 3 次。

> **Tips**　抬頭時,兩側手肘往前靠攏。

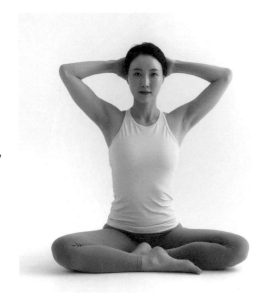

3 雙手十指互扣，
  緊貼後腦杓。

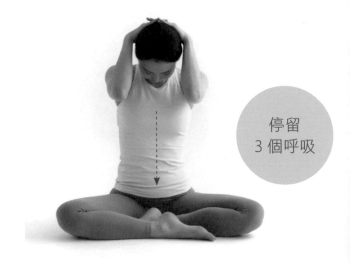

4 一邊吐氣，一邊將雙
  手往下輕壓，低頭，
  讓下巴靠近胸口，並
  慢慢呼吸 3 次。

停留
3 個呼吸

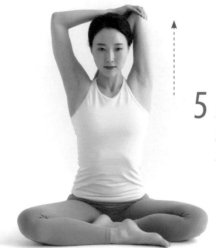

5 左手臂往頭上舉起，手
肘彎曲，並用右手抓住
左手肘。

停留
3 個呼吸
再換邊

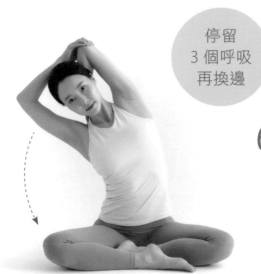

6 一邊吐氣，一邊將上半身慢
慢往右傾。呼吸 3 次後，換
邊操作。

Tips　傾身時，注意臀部貼緊地板，不要離地。

鍛鍊上半身

這是鍛鍊手臂和肩膀肌力的動作，是頭倒立的基礎。不只手臂和肩膀，也能鍛鍊整個上半身的肌力。藉由伸展圓肩、駝背和腰部的動作，來鍛鍊上半身並加以改善吧！

鍛鍊手臂和肩膀

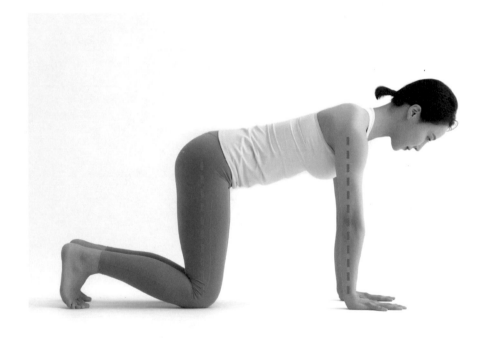

1 雙手和膝蓋緊貼地面，呈四足跪姿。
手臂和大腿與地面呈垂直狀態，腳尖立起。

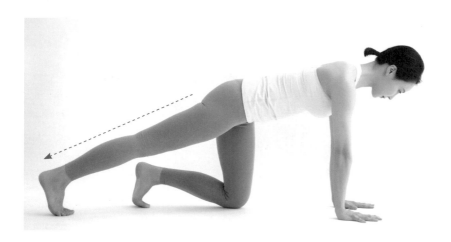

2 一邊吐氣，一邊輪流將腿往後伸直。

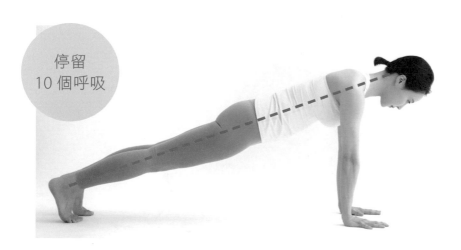

停留
10 個呼吸

3 雙腿打直，讓後腦杓、臀部和後腳後呈一直線。
手掌用力推地，眼睛直視地面，停留姿勢，慢慢呼吸 10 次。

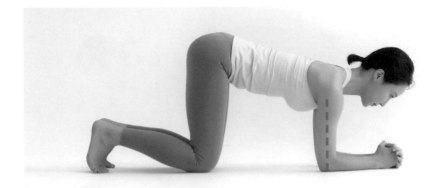

4 俯身屈膝，雙臂手肘彎曲並觸地。雙手十指互扣，手肘在肩膀下方。

> **Tips** 兩側手肘與肩同寬。

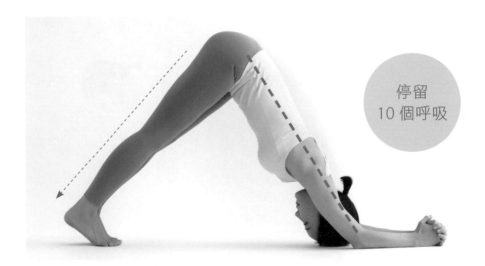

停留
10 個呼吸

5 一邊吐氣，一邊將臀部抬向天花板，兩側膝蓋伸直，手肘到尾椎呈一
直線。眼睛直視腳尖，停留姿勢，慢慢呼吸 10 次。

鍛鍊背部和肩膀

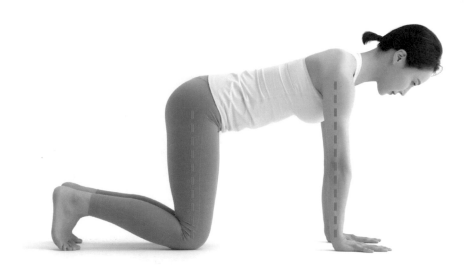

1 俯身，雙手和膝蓋緊貼地面，呈四足跪姿。
手臂和大腿與地面呈垂直狀態，腳尖立起。

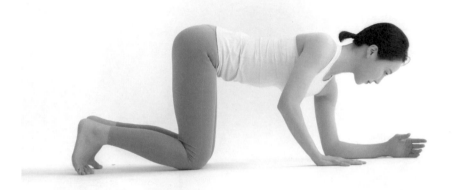

2 雙臂手肘彎曲並觸地。

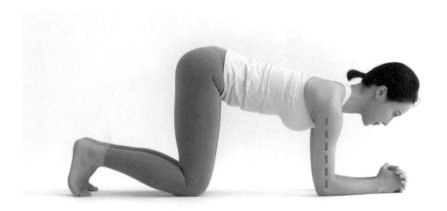

3 雙手十指互扣，手肘在肩膀下方。

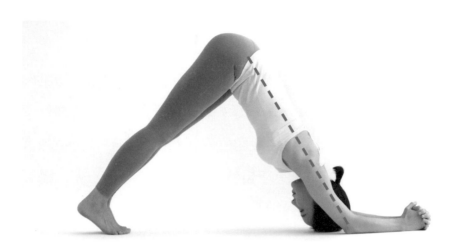

4 一邊吐氣，一邊將臀部抬向天花板，兩側膝蓋伸直，
手肘到尾椎呈一直線。

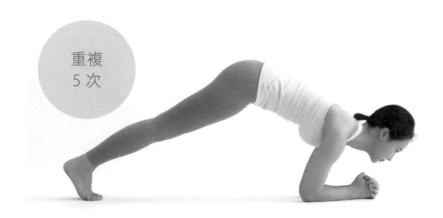

重複
5 次

5 一邊吸氣，一邊將下巴抬起來，盡可能將身體重心移至肩膀前方。接
著一邊吐氣，一邊回到動作④。重複動作④～⑤，共 5 次。

「倒立逆伸展」第 1 週挑戰

首次進行倒立練習的人，在身體顛倒時，臉部、頸部和肩膀肌肉往往難以放鬆，所以呼吸十分吃力。第一週計劃，在開始進行頭倒立之前，最重要的是先打造敞開的肩膀和筆直的脊椎，並練習如何在血液集中於頭部的狀態下自然呼吸。

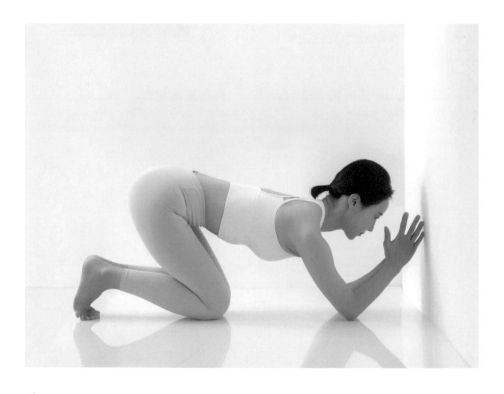

1 面對牆壁，屈膝跪坐。
手掌緊貼，將手肘打開，手肘要打開到讓頭塞得進去的寬度。

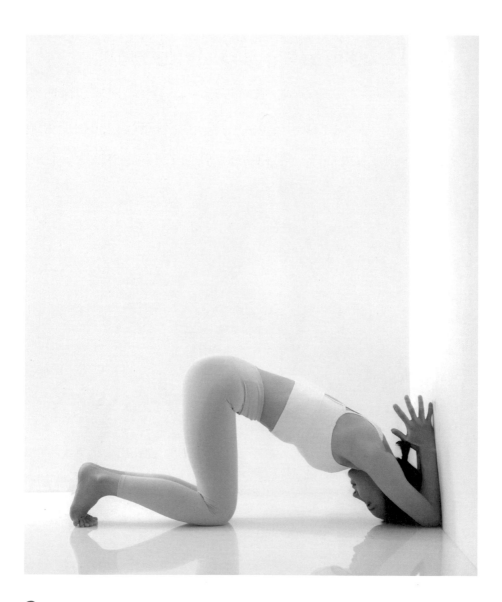

2 手肘到手刀部位緊貼牆壁，並將頭放入兩手手肘之間。

> **Tips**　動作②～④中，頭部沒有著地。

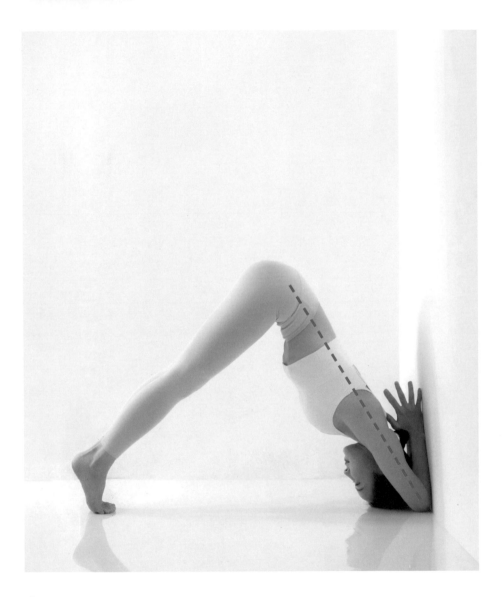

3 用手肘支撐地面，然後一邊吐氣，一邊將臀部抬向天花板。

> **Tips** 手肘到尾椎需呈一直線。

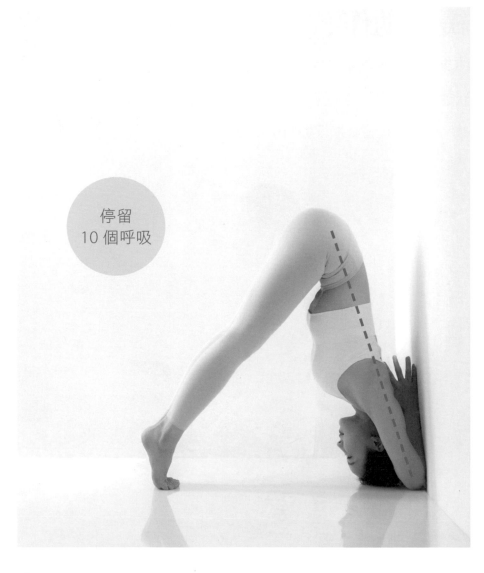

停留
10 個呼吸

4 將雙腳往前走，讓腳靠近臉部，停留姿勢，然後慢慢深呼吸 10 次。

> **Tips**　呼吸期間如果覺得頭暈或噁心想吐，請立即中止動作。

緩和動作

嬰兒式跟頭倒立是相輔相成的動作。這個動作能讓脊椎處於舒適狀態，並放鬆全身的緊繃感。尤其有助於舒緩背部和肩膀，所以做完頭倒立後務必進行這個緩和動作。

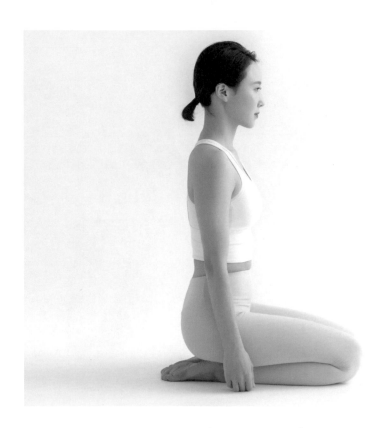

1 屈膝跪坐。

停留
10 個呼吸

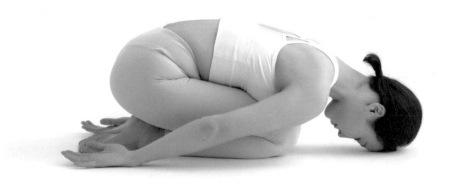

2 前彎，額頭緊貼地面。雙手放在腳邊，
掌心朝上，閉上眼睛，呼吸 10 次。

肩膀伸展操

做完頭倒立中最重要的肩膀動作後,使用了平常不太會用到的肌肉,一定要記得再做伸展操放鬆緩和。這個動作能舒展肩膀和胸口,矯正圓肩、放鬆僵硬的肩膀肌肉,因此建議有空時可以適度進行。

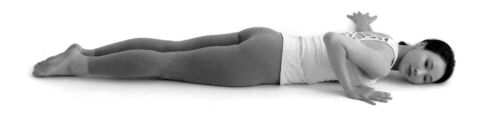

1 趴在地上,頭轉向右邊。左臂向旁邊伸展,並與肩同高。
右手支撐地板,放於胸前。

停留
5 個呼吸
再換邊

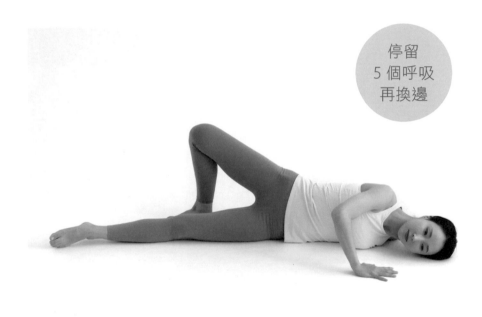

2 一邊吐氣，一邊用右手輕推地面。右膝彎曲後，腳掌踩於左膝後方地
板。用手輕推地面，將全身撐起呈側姿，停留姿勢，進行 5 次呼吸後，
換邊。

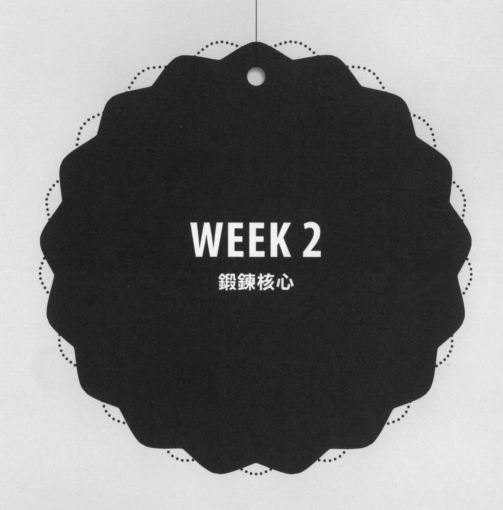

WEEK 2

鍛鍊核心

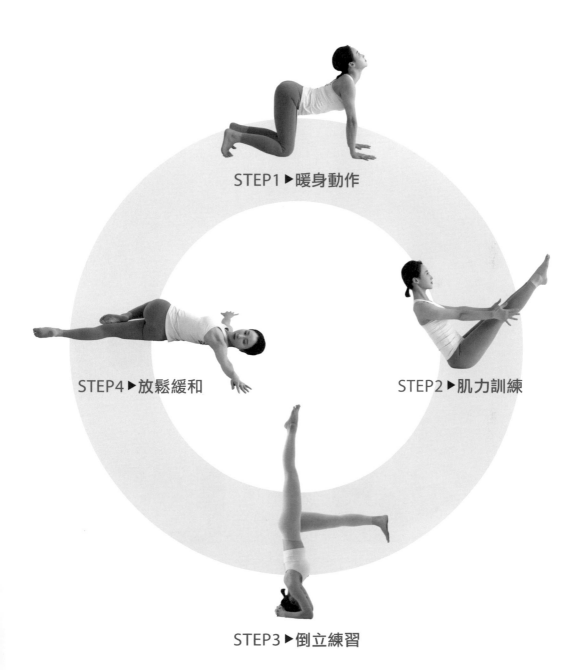

STEP1 ▶ 暖身動作

STEP4 ▶ 放鬆緩和

STEP2 ▶ 肌力訓練

STEP3 ▶ 倒立練習

背部 & 腰部伸展操

這是放鬆腰部和背部的動作，能讓頸部、肩膀和脊椎柔軟有彈性。

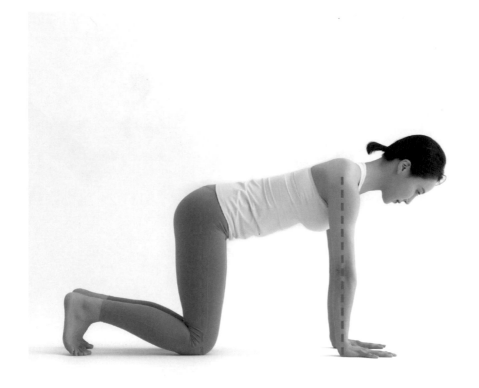

1 俯身，雙手和膝蓋緊貼地面，呈爬行姿勢。
手臂和大腿與地面呈垂直狀態，腳尖立起。

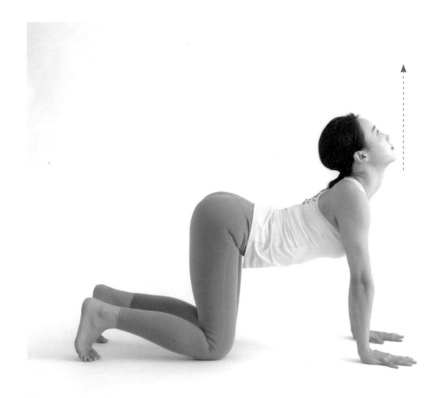

2 一邊吸氣，一邊將背部往下凹，
頭部上揚，眼睛直視天花板。

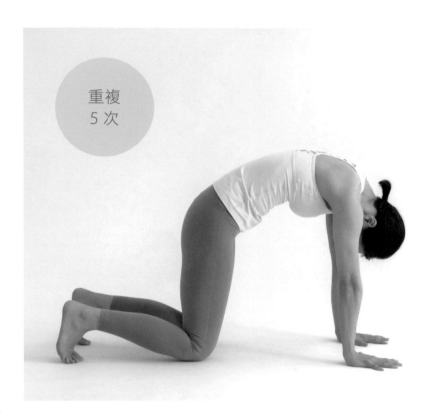

重複
5 次

3 一邊吐氣，一邊將背部拱起來，下巴靠近胸口方向，眼睛直視肚臍。
重複步驟②～③共 5 次。

停留
5 個呼吸

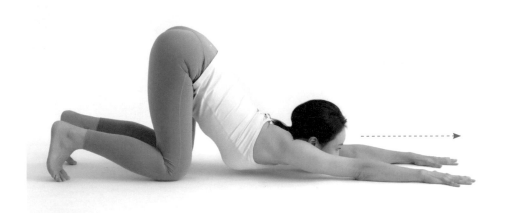

4 　一邊吐氣，一邊將手臂向前伸展，慢慢趴下讓下巴和胸口往地板方向
靠近。眼睛直視指尖，並慢慢呼吸 5 次。

Tips	如果胸口碰不到地，手臂再往前伸，盡量讓胸口貼近地面。

鍛鍊核心

核心是挺直上半身、固定腰椎使之不東倒西歪的肌肉，做頭倒立時不可缺少的力量。以下動作具有鍛鍊核心的功效，對於改善腹部肥胖也有顯著效果，能打造緊實平坦的腹部。

鍛鍊腹部和腰部 ❶

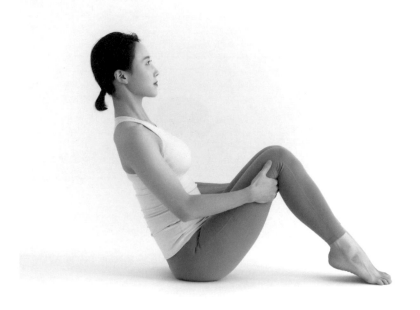

1 坐在地上，屈膝弓腿。
　　上半身挺直並稍微往後傾，雙手墊在膝蓋後側。

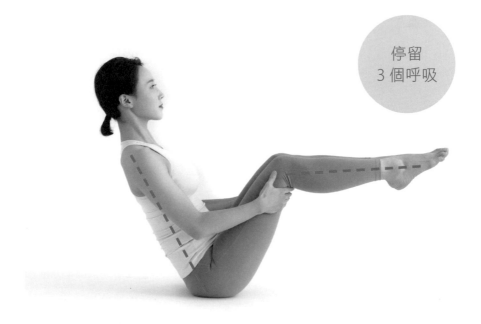

停留
3 個呼吸

2 一邊吐氣，一邊輪流將腳抬起來呈 90 度。
眼睛直視正前方，並慢慢呼吸 3 次。

Tips｜抬腿時，注意背部和肩膀不要拱起來。

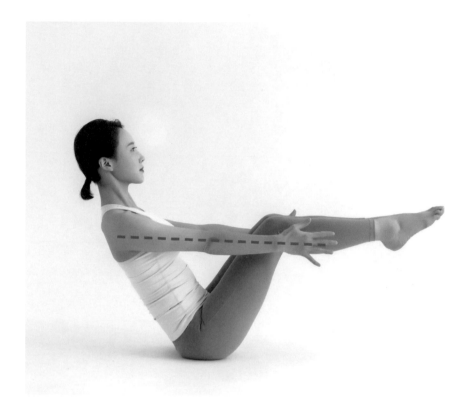

3 一邊吐氣，一邊慢慢放開墊在膝蓋後側的雙手，
然後向前伸展，與地面呈水平線。

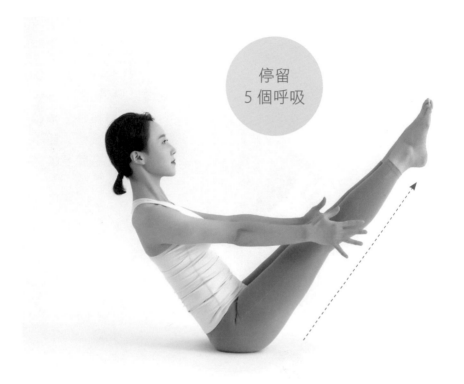

停留
5 個呼吸

4 一邊吐氣，一邊將膝蓋打直，雙腿向上伸展。
眼睛直視正前方，並慢慢呼吸 5 次。

Tips　雙腿打直時，如果會駝背，就以屈膝狀態呼吸。

鍛鍊腹部和腰部 ❷

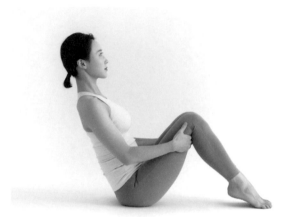

1 坐在地上，屈膝弓腿。上半身挺直並稍微往後傾，雙手墊在膝蓋後側。

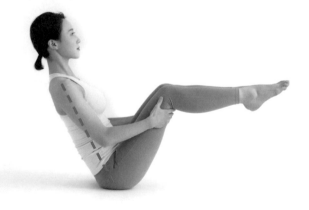

2 一邊吐氣，一邊輪流將腳抬起來呈 90 度。

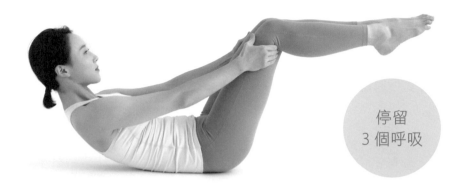

停留
3 個呼吸

3 一邊吐氣，一邊讓上半身慢慢躺下來，讓尾椎到脊椎依序觸地。
待背部中央點觸地後即停下來，並慢慢呼吸 3 次。

> **Tips**　注意頸部和肩膀不要過度施力。

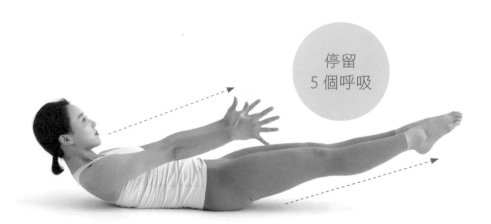

停留
5 個呼吸

4 一邊吐氣，一邊放開墊在膝蓋後側的雙手並向前伸展，
膝蓋打直後雙腿伸直。眼睛直視正前方，並慢慢呼吸 5 次。

「倒立逆伸展」第 2 週挑戰

開始頭倒立吧！首次進行頭倒立時，最應該注意的就是安全。善
用牆壁可以降低受傷風險，因此在熟悉倒立姿勢前先善用牆壁吧！

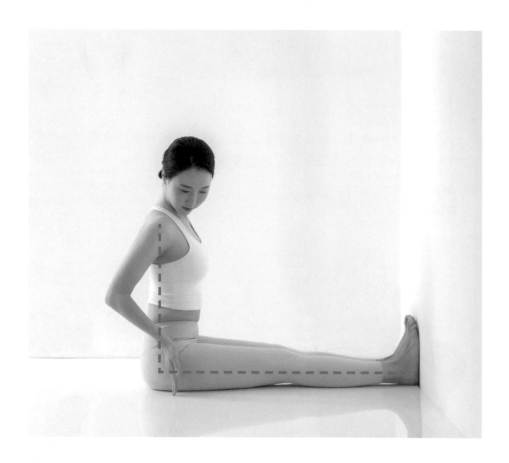

1 坐姿，腳掌貼牆，雙腿伸直。稍微標出坐骨（坐下來時碰觸地面的臀
部骨骼）碰到地面的位置，測量腿長。

> **Tips** 因為利用牆壁讓身體顛倒呈 90 度時，頭頂到坐骨必須呈垂直狀態，所
> 以要先測量腿長。

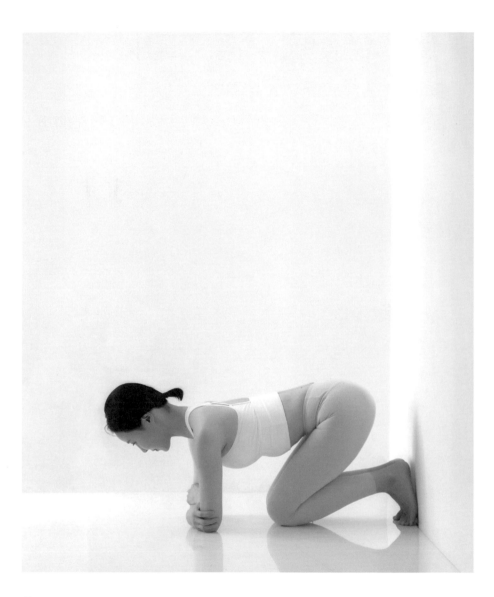

2 轉身背對牆壁趴下來後,兩手互相抓住兩側手肘外側,找到與肩同寬
的手肘位置。

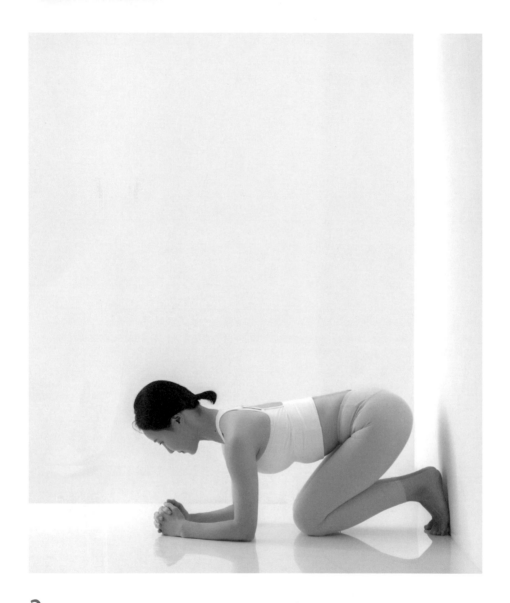

3 維持與肩同寬的手肘位置,並將雙手十指互扣,做出三角形的姿勢。
這時,十指互扣的雙手正中央,放在步驟 1 所測量出的坐骨位置上。

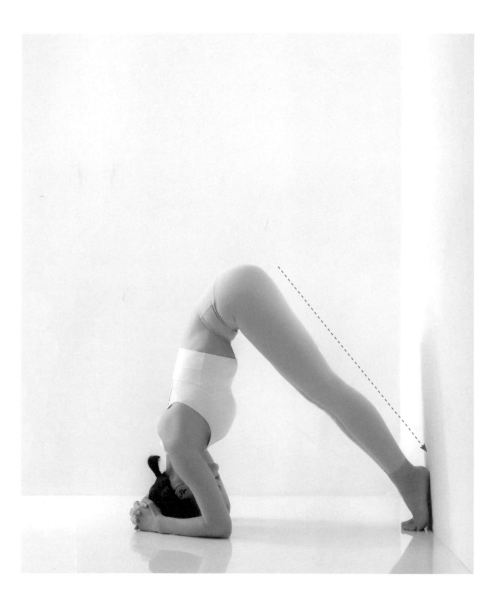

4 低頭，將十指互扣的雙手緊貼後腦杓，頭頂緊貼地面。吐氣時，臀部
抬向天花板。

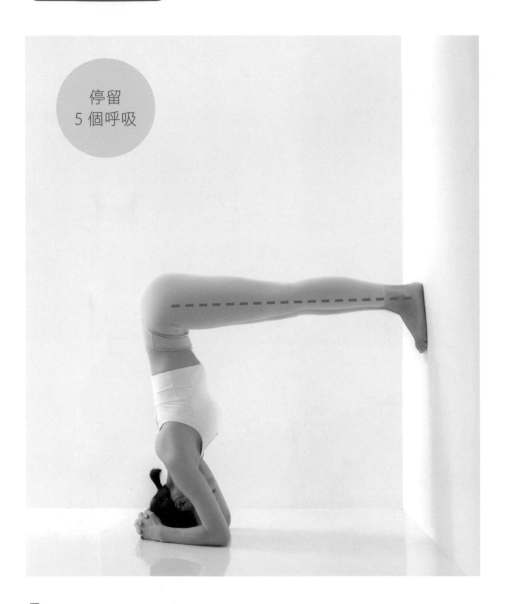

停留
5 個呼吸

5 一邊吸氣，一邊用腳掌踩著牆壁一步一步往上爬到呈 90 度。
維持姿勢，並慢慢深呼吸 5 次。

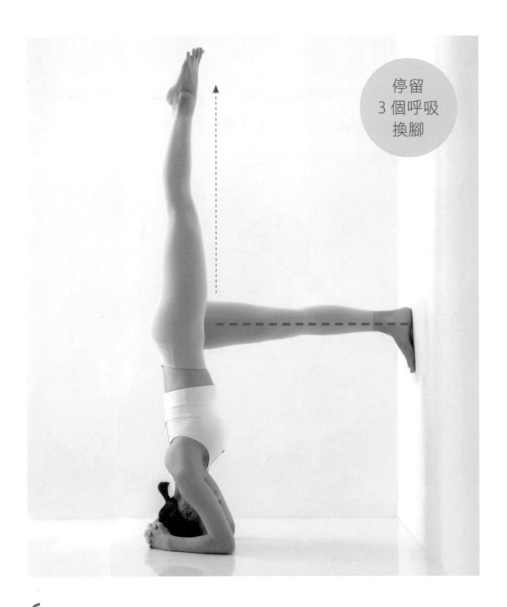

停留
3 個呼吸
換腳

6 單腿朝天花板延伸，此時腹部用力，避免腳往後倒。
　　維持姿勢，並慢慢深呼吸 3 次，然後換腳，再呼吸 3 次。

緩和動作

嬰兒式跟頭倒立是相輔相成的動作。這個動作能讓脊椎處於舒適狀態，並放鬆全身的緊繃感。尤其有助於舒緩背部和肩膀，所以做完頭倒立後務必進行緩和動作。

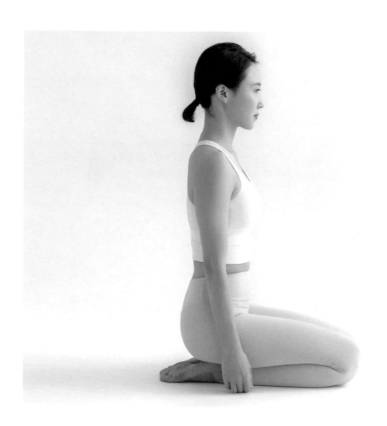

1 屈膝跪坐。

停留
10 個呼吸

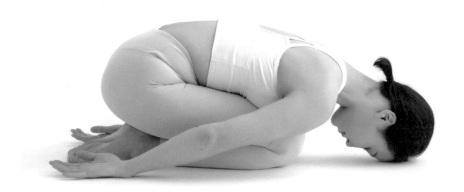

2 彎腰，額頭緊貼地面。
雙手放在腳邊，接著閉上眼睛，呼吸 10 次。

脊椎伸展操

這個動作能鍛鍊脊椎和頸部，並讓脊椎和頸部更柔軟，同時也能矯正變形的脊椎和骨盆，放鬆因過度運動而感到不適的肩膀、腰部、背部和腹部。

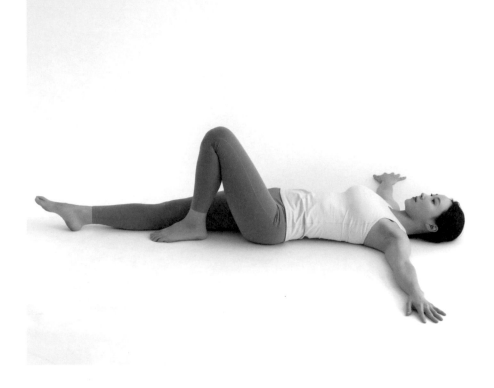

1 平躺，背部緊貼地面。兩側手臂舉至肩膀高度，並向兩側伸展。
左膝彎曲立起。

停留
5 個呼吸
換邊

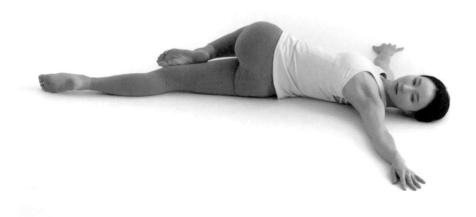

2 一邊吐氣，一邊將左膝轉向右側，眼睛直視左側。
　 慢慢呼吸 5 次後，換邊操作。

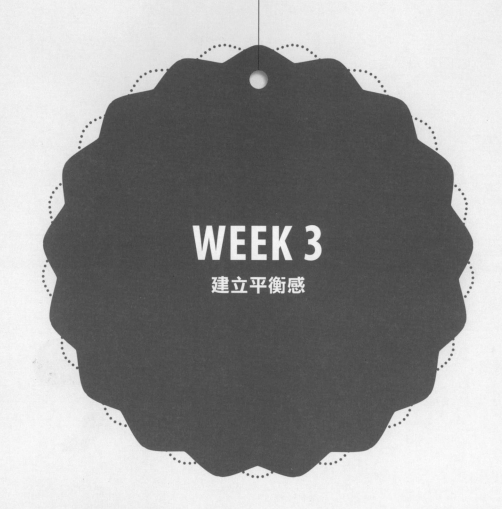

WEEK 3

建立平衡感

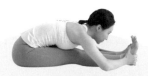

STEP1 ▶暖身動作

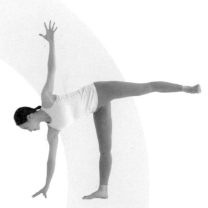

STEP2 ▶肌力訓練

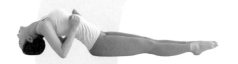

STEP4 ▶放鬆緩和

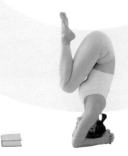

STEP3 ▶倒立練習

後背伸展操

這是延展整個後背的動作，能放鬆背部、腰部、大腿和小腿。只要持續練習這個動作，讓後背更柔軟，臀部便能朝天花板抬得更高，做頭倒立時會更得心應手。

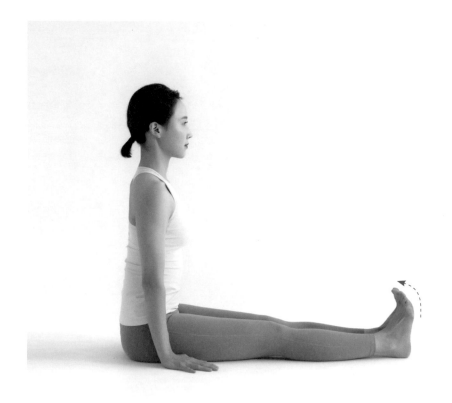

1 坐姿，雙腿併攏往前伸直。
腳後跟往前推出去，腳尖往身體方向勾入。

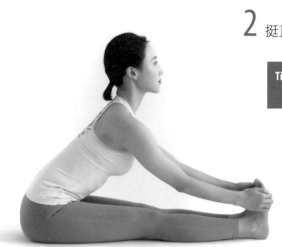

2 挺直背，伸出手臂抓住腳尖。

| Tips | 如果抓不到腳尖，也可以抓腳踝或小腿就好。 |

停留
5 個呼吸

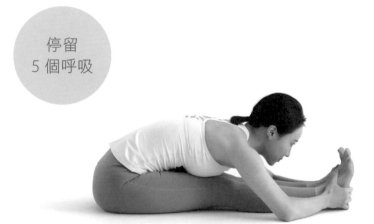

3 一邊吐氣，一邊慢慢前彎，手肘輕觸雙腿兩側的地面，並慢慢呼吸 5 次。

| Tips | 前彎時，注意背部不要蜷縮起來。 |

105

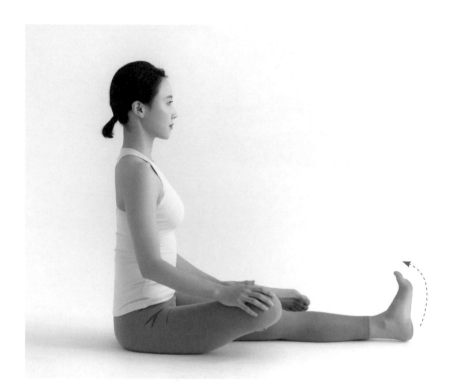

4　坐姿，左腿往前伸直，右腿彎曲放在左膝上，左腳尖往身體方向勾入。

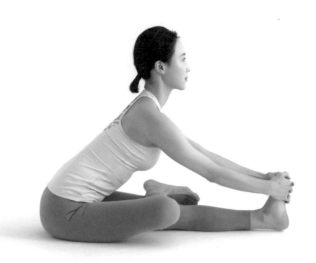

5 伸出手臂抓住左腳尖。

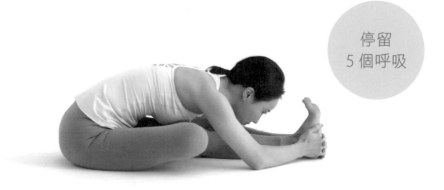

停留
5 個呼吸

6 一邊吐氣，一邊慢慢前彎，手肘輕觸雙腿兩側的地面。
慢慢呼吸 5 次後，換邊操作步驟④～⑥。

鍛練平衡感

為了安全進行頭倒立，培養強健穩固的上半身和平衡感相當重要。
只要鍛鍊豎脊肌和腹直肌，強健腰部和腹部，就能打造穩固的上
半身。若用單腿做動作，便能提升平衡感。

強健背部和雙腿

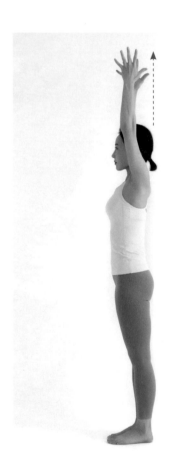

1 雙腿併攏，雙手朝頭
上延展。

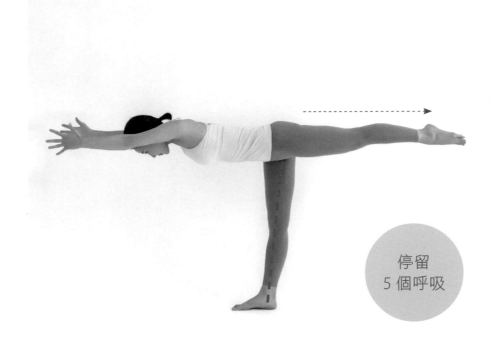

停留
5 個呼吸

2 一邊吐氣，一邊慢慢前彎，同時單腿向後伸直。
眼睛直視地面，慢慢呼吸 5 次後，換邊操作。

Tips　從側面看，指尖到腳尖呈一直線。

強健骨盆和雙腿

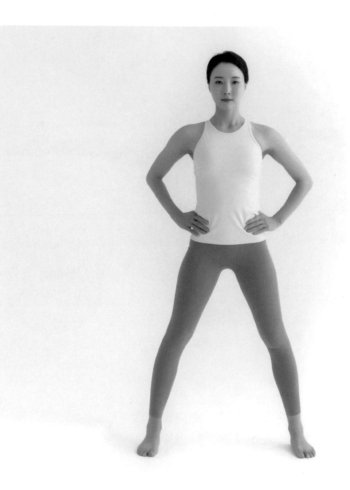

1 雙腿張開比肩膀寬。

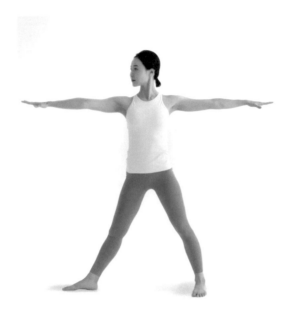

2 雙臂平舉與肩同高。右腳往右轉 90 度，左腳往右轉 45 度。

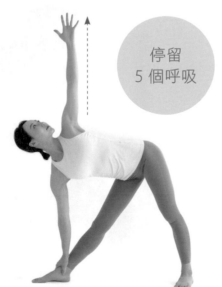

停留
5 個呼吸

3 一邊吐氣，一邊將上半身往右邊傾。右手放在腳踝上，左手朝天花板沿展。眼睛直視左手，並慢慢呼吸 5 次。

Tips	如果腿後側太緊繃，右手也可以抓住小腿位置就好。

4 右膝彎曲，同時將視線
轉向右側地面。

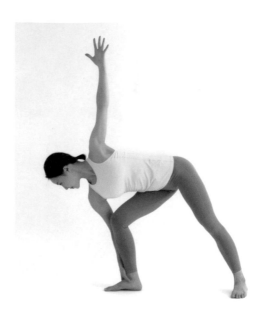

5 將右手輕輕放在左腳前
方地面。

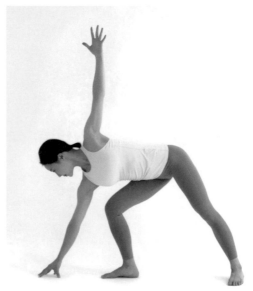

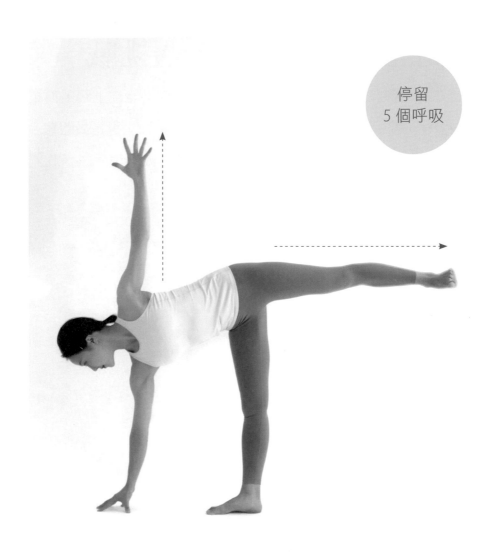

停留
5 個呼吸

6 一邊吐氣，一邊將左腳抬高呈 90 度。眼睛直視右手，並慢慢呼吸 5
次。右膝彎曲，左腳放回地面，回到動作⑤，並依序步驟⑤、④、③、
②，回到雙手打開的動作，再換邊操作。

「倒立逆伸展」第 3 週挑戰

由於進行頭倒立有頸部受傷的風險，因此雙腿不能往上踢，而是要慢慢往上提。這個姿勢是成功頭倒立的必經階段，也是最艱難、最重要的階段。首次進行時，腳底下可以墊書或墊積木，這樣將有助於提起雙腿。

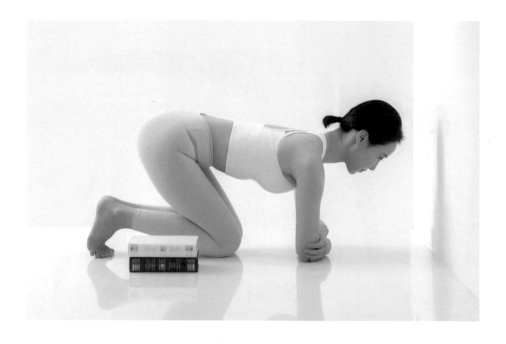

1 將手掌張開放在地板上，測量出從拇指尖到小指尖之間的距離，即大約是頭與牆面的距離。跪姿，雙手抓在兩側手肘外側，找到與肩同寬的手肘位置。

> **Tips**　預先準備好要墊在腳底下的書或積木。

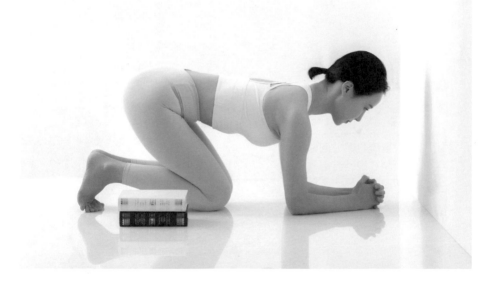

2 維持與肩同寬的手肘位置，並將雙手十指互扣，形成三角形。

3 低頭，後腦杓緊貼十指緊扣的雙手，頭頂貼地。將腳踩在書上，然後一邊吐氣，一邊將臀部抬向天花板。

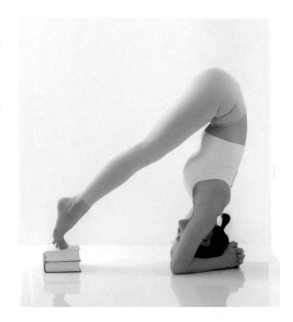

4 一邊吸氣，一邊單腿屈膝，將大腿收進身體，讓大腿碰到胸口。

Tips	只要維持將拉回的大腿往軀幹方向收的力量，另一隻腳就會越來越輕鬆。

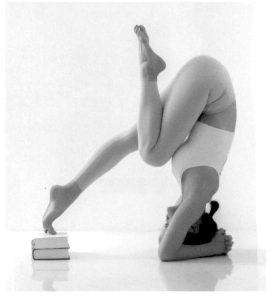

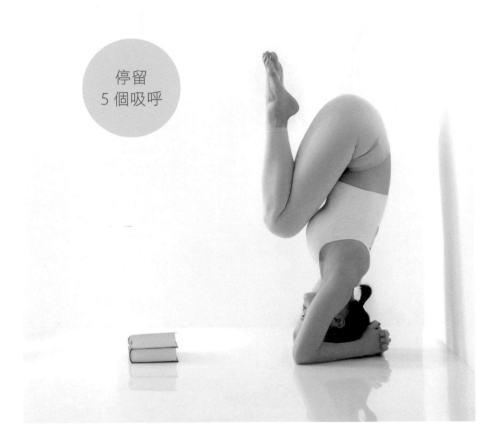

停留
5 個吸呼

5 另一條腿也屈膝，讓大腿碰到胸口。
維持蜷縮姿勢，並慢慢深呼吸 5 次。

> **Tips**　一邊維持將膝蓋收回胸口的力量，以及將腳後跟推向臀部的力量，
> 一邊穩住重心。

117

緩和動作

嬰兒式跟頭倒立是相輔相成的動作。這個動作能讓脊椎處於舒適
狀態，並放鬆全身的緊繃感。尤其有助於舒緩背部和肩膀，所以
做完頭倒立後務必進行緩和動作。

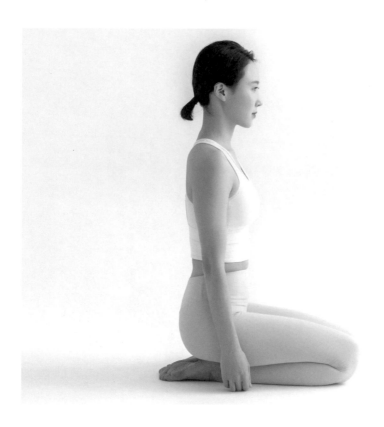

1 屈膝跪坐。

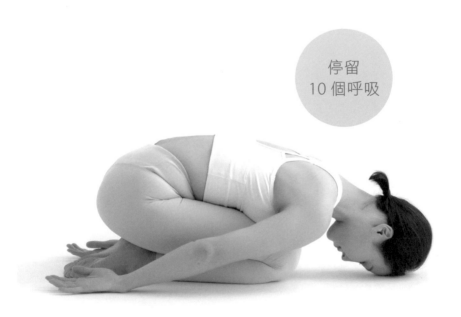

停留
10 個呼吸

2 彎腰，額頭緊貼地面。雙手放在腳邊，接著閉上眼睛，呼吸 10 次。

胸部 & 背部伸展操

這個動作能放鬆連接頸骨之間的細微肌肉，舒緩頸部和肩膀的緊繃感，讓大腦更清醒。敞開胸膛，以促進呼吸，既能消除姿勢不良所造成的背部疼痛，同時也具有矯正烏龜頸的效果。

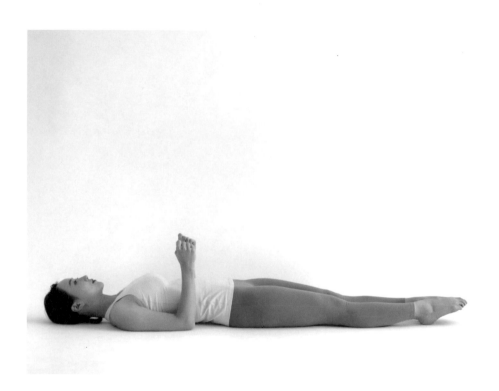

1 躺下，背部緊貼地面。雙臂手肘彎曲，並緊貼腰間。
雙腿整齊併攏。

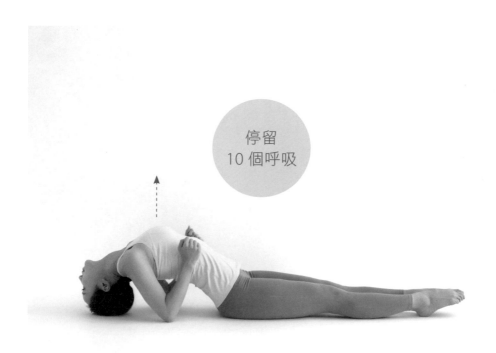

停留
10 個呼吸

2 一邊吐氣，一邊用手肘輕推地面，將胸口抬向天花板。
這時，頭往後仰，讓頭頂碰到地面，並慢慢呼吸 10 次。

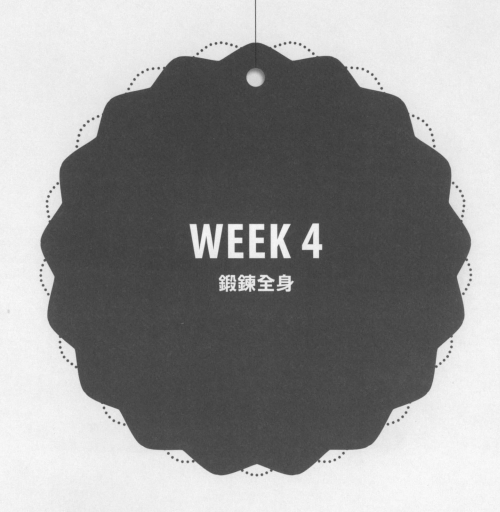

WEEK 4

鍛鍊全身

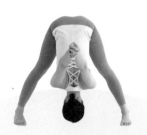

STEP1 ▶暖身動作

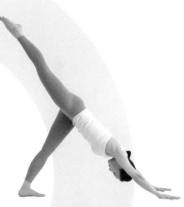

STEP2 ▶肌力訓練

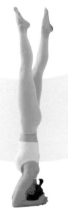

STEP3 ▶倒立練習

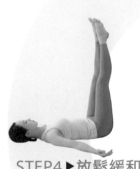

STEP4 ▶放鬆緩和

全身伸展操

這個動作能強健背部肌肉，讓背部更柔軟。既能延展肩膀、上背部和胸部，同時也能放鬆頸部、提升雙腿和腰部的柔軟度和肌力。

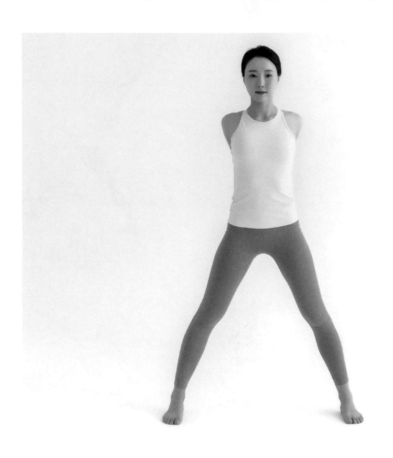

1 雙腿張開比肩膀寬，腳尖朝向正前方，雙手在背後十指緊扣。

停留
5 個呼吸

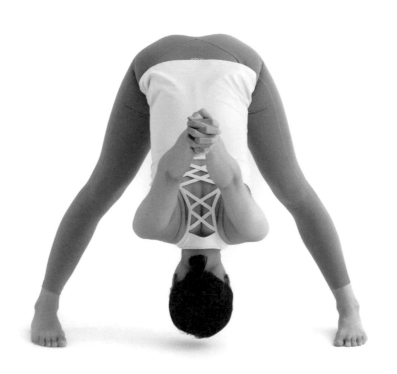

2 盡可能敞開胸腔，然後一邊吐氣，一邊前彎。
眼睛直視後方，並慢慢呼吸 5 次。

> **Tips**　彎腰時，如果會駝背，膝蓋可以微彎。

125

鍛鍊全身

這個動作能敞開胸膛，延展背部和肩膀。不但能讓導致彎腰駝背
的僵硬下半身更柔軟，也能有效鍛鍊上半身和下半身不足的肌力。

同時強健上下半身 ❶

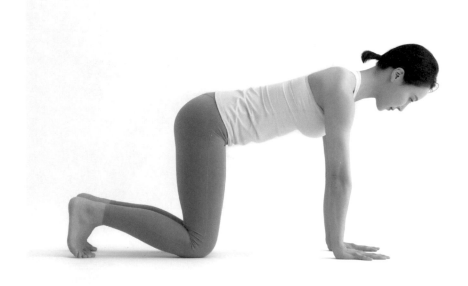

1 俯身，雙手和膝蓋緊貼地面，呈跪姿。
手臂和大腿與地面呈垂直狀態，腳尖立起。

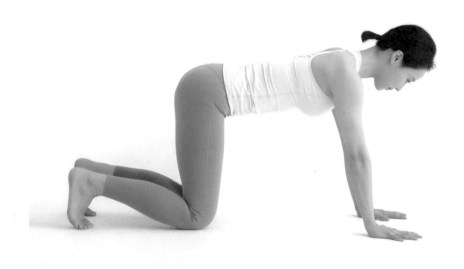

2 雙手往前移約一根手指頭的距離，掌心撐地。

| Tips | 手指張開，用整個手掌支撐地面。 |

停留
5 個呼吸

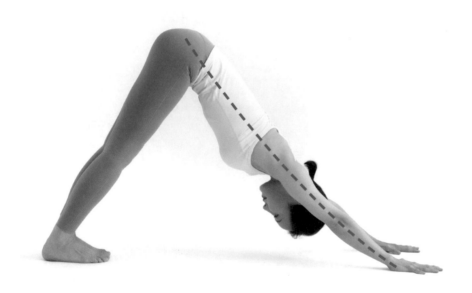

3 一邊吐氣，一邊用雙手和雙腳輕推地面，
然後將臀部抬向天花板，並慢慢呼吸 5 次。

| Tips | 這是做倒立姿勢前的典型預備動作，稱為「下犬式」。從手腕到尾椎須呈一直線，如果柔軟度不夠，膝蓋可以微彎。 |

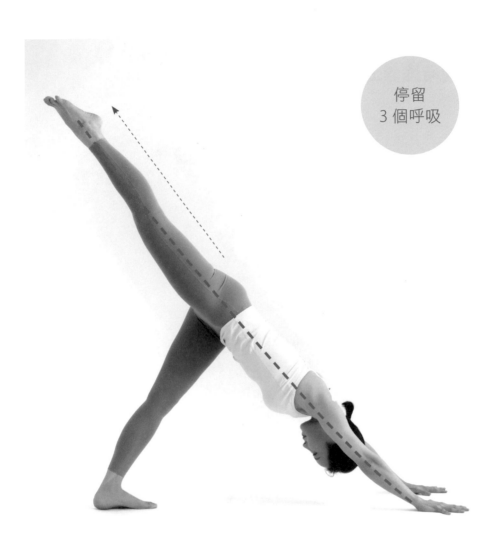

停留
3 個呼吸

4 一邊吸氣，一邊將右腿抬向天花板。這時，從手腕到抬起來的腳尖須
呈一直線。慢慢呼吸 3 次後，換邊操作。

同時強健上下半身 ❷

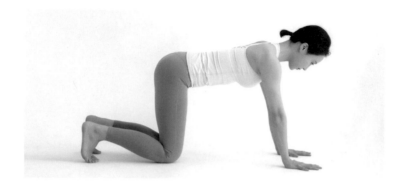

1 雙手往前移約一根手指頭的距離，掌心撐地。

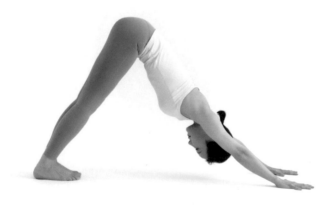

2 一邊吐氣，一邊用雙手和雙腳輕推地面，然後將臀部抬向天花板。

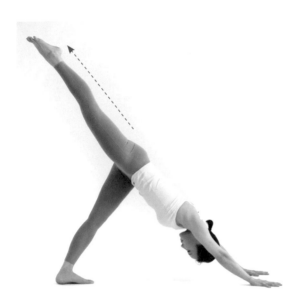

3 一邊吸氣，一邊將右腿抬向天花板。這時，從手腕到抬起來的腳尖須呈一直線。

4 一邊吐氣，一邊將右膝彎曲，然後抬膝靠近鼻子。這時，脊椎蜷縮起來，眼睛直視腹部。

Tips	抬膝時，雙臂與地面呈垂直狀態。

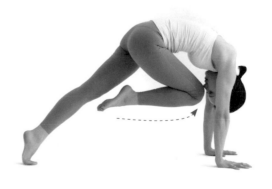

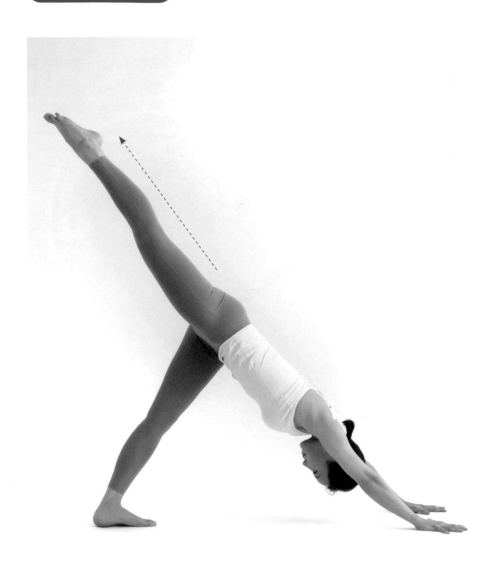

5 一邊吸氣，一邊將右腿抬向天花板。

6 一邊吐氣，一邊將右膝
彎曲，然後抬膝靠近右
邊腋下。

Tips	抬膝時，雙臂與地面呈垂直狀態。

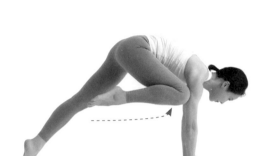

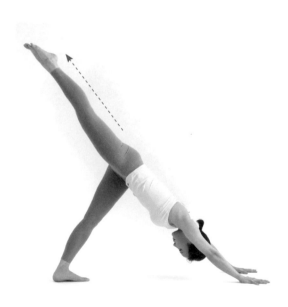

7 一邊吸氣，一邊將右腿
再次抬向天花板，即完
成 1 組動作。重複步驟
④～⑦共 3 次後，換邊
操作。

「倒立逆伸展」第 4 週挑戰

如果有按部就班地完成前面的所有動作，一定也能達成終點站的
頭倒立第 4 週。第一次嘗試時會感到害怕且難以穩住重心，因此
需要借助牆壁的幫忙。待熟悉如何找到平衡感後，再到房間正中
央挑戰。

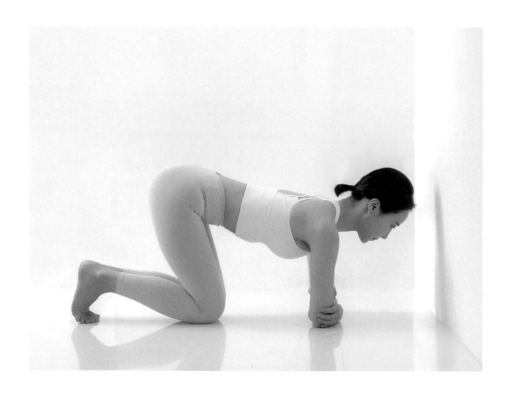

1 與牆面保持三拃（註：手掌張開從拇指尖到小指尖之間的距離）的距
離，趴下後，抓住兩側手肘外側，找到與肩同寬的手肘位置。

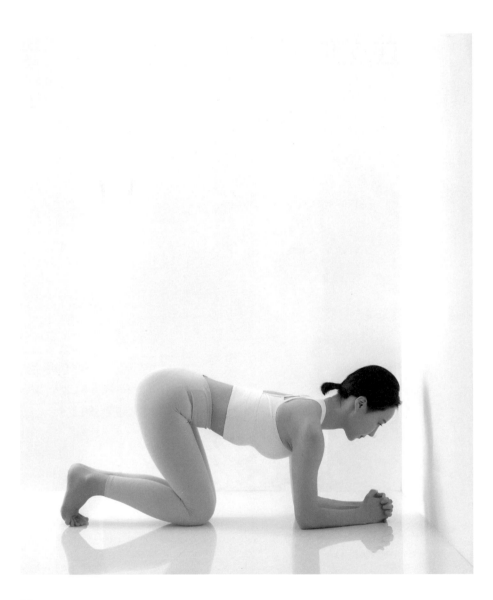

2 維持與肩同寬的手肘位置,並將雙手十指緊扣,做出三角形。

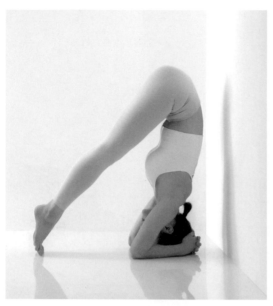

3 低頭，後腦杓緊貼十指緊扣的雙手，頭頂緊貼地面。一邊吐氣，一邊將臀部抬向天花板。

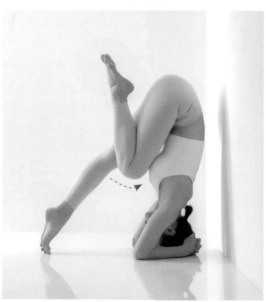

4 一邊吸氣，一邊單腿屈膝，然後將大腿收回來，讓大腿碰到胸口。

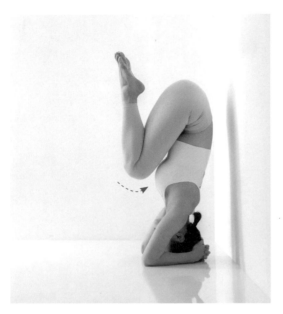

5 另一條腿也屈膝，然後
將大腿收回來，讓大腿
碰到胸口。

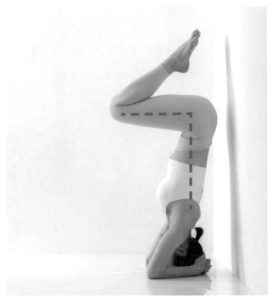

6 為了避免身體晃動，腹
部用力以找到平衡，然
後抬起雙膝呈 90 度。

Tips	將重量均勻分散到頭頂、手刀和手肘等整隻手臂上，以便找到重心。

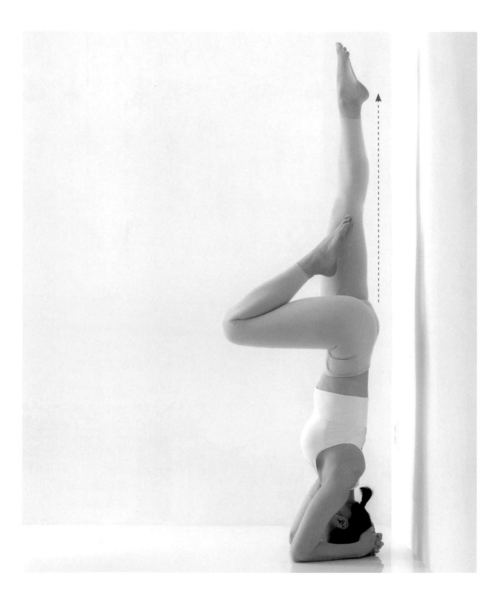

7 單腿慢慢朝天花板伸展，並找到平衡感。

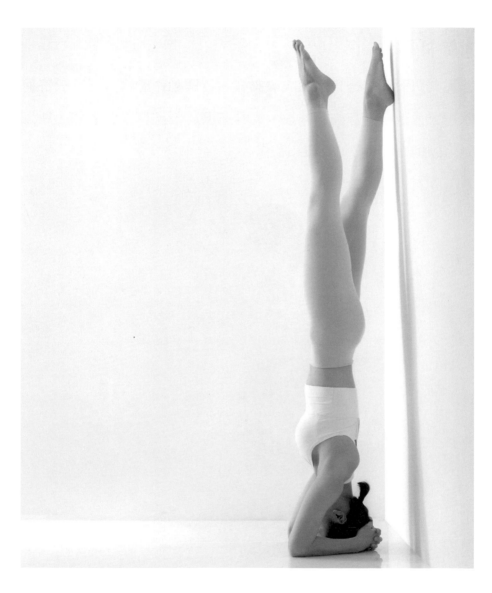

8 固定朝天花板伸展的腿，避免晃動。
慢慢地繼續深呼吸，並同時練習伸展另一條腿。

| Tips | 同時伸展雙腿可能有些難度，因此每當身體搖晃時，建議將一條腿輕靠在牆上，練習如何找到重心。 |

緩和動作

嬰兒式跟頭倒立是相輔相成的動作。這個動作能讓脊椎處於舒適狀態，並放鬆全身的緊繃感。尤其有助於舒緩背部和肩膀，所以做完頭倒立後務必進行緩和動作。

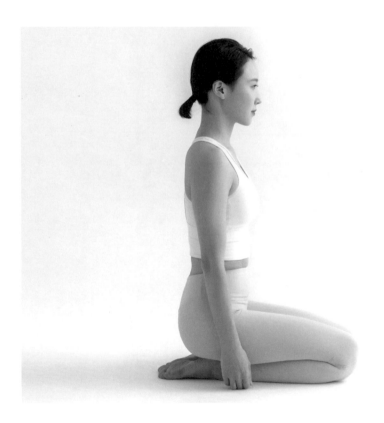

1 屈膝跪坐。

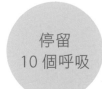

停留
10 個呼吸

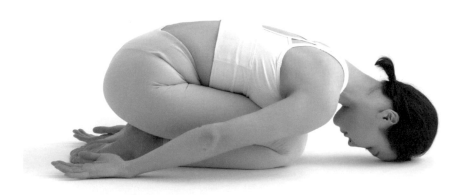

2 前彎，額頭緊貼地面。雙手放在腳邊，閉上眼睛，呼吸 10 次。

全身舒緩伸展操

這是收尾姿勢，建議在長時間久站或全身做完過度施力的動作後練習。不僅能讓呼吸穩定下來、補充體力，也能促進下半身的血液循環、解決水腫問題和消除下半身疲勞。

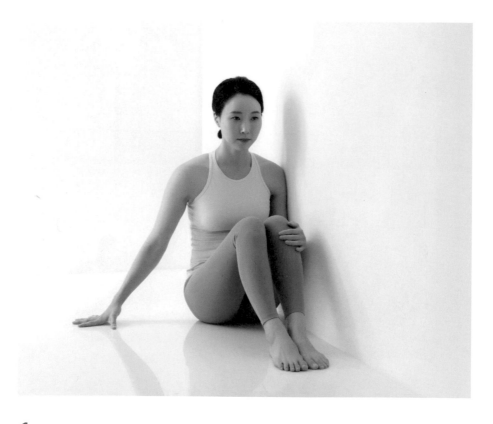

1 靠牆坐下。

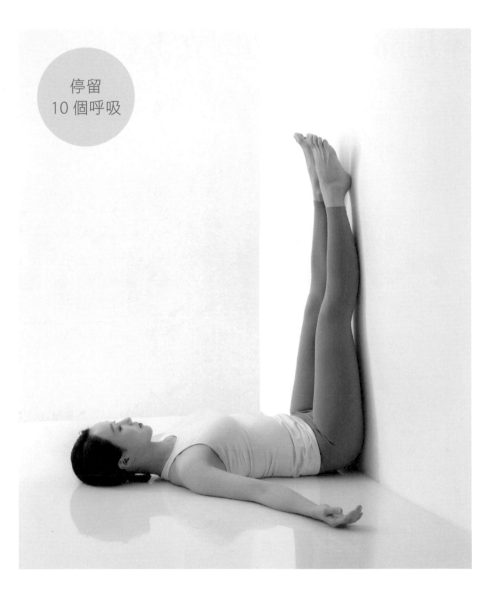

停留
10 個呼吸

2 躺下，輪流將腿抬起來靠牆，臀部緊貼牆面。雙臂隨意放在身體兩側，
然後慢慢呼吸 10 次。

> Tips　如果雙腿伸不直，可以跟牆面保持一些距離。

不用靠牆，成功倒立！

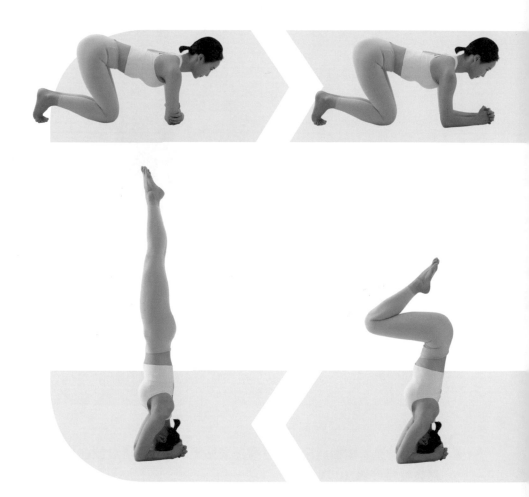

第 4 週時，如果雙腿朝天花板伸展後，可以稍微倚著牆並同時呼
吸，那麼此時此刻即可不靠牆進行頭倒立了！

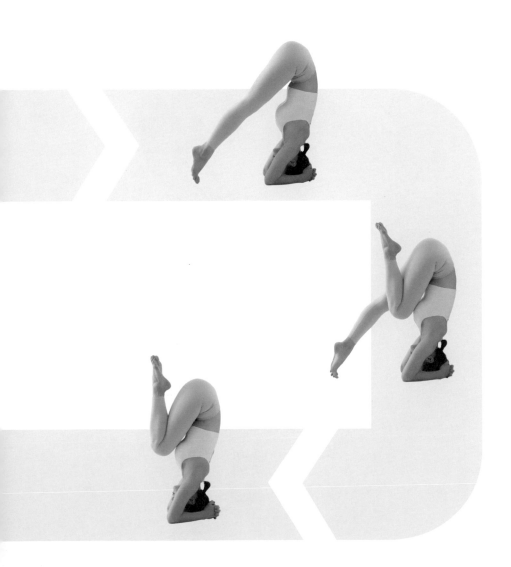

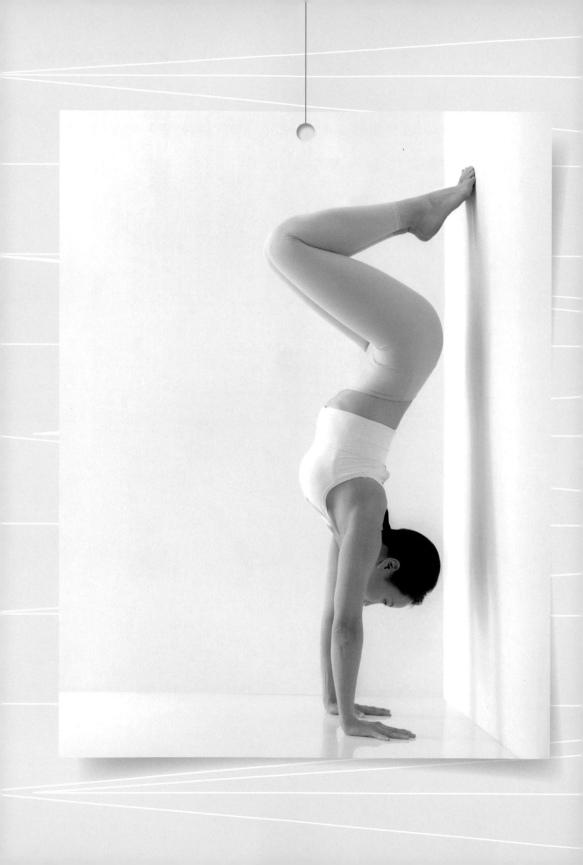

PART 3

倒立逆伸展
進階練習

肘撐頭倒立

如果已經能穩定進行基本頭倒立,現在就來提高難度,試試看各式各樣的倒立姿勢。這是一邊做頭倒立,一邊將雙腿抬起來再放下的動作。第一次嘗試時,在雙腿抬起來呈 90 度的狀態下,連要呼吸都很困難。不過,只要持續練習,便能強健腹部和脊椎,維持的時間也會隨之增加。

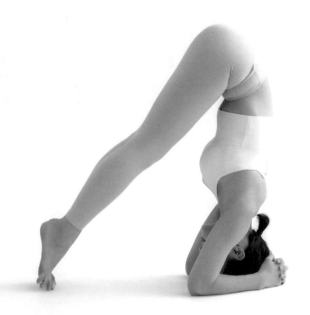

1 低頭,後腦杓緊貼十指緊扣的雙手,頭頂緊貼地面。
　一邊吐氣,一邊將臀部抬向天花板。

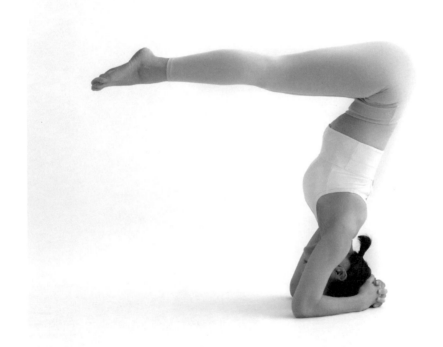

2 一邊吸氣，一邊將雙腿抬高至 90 度。

Tips	由於雙腿是在伸直的狀態下抬起來，因此上半身與地面沒有垂直，而是要稍微往後傾斜。只要將臀部重心往後移，就能輕鬆將雙腿抬起來。

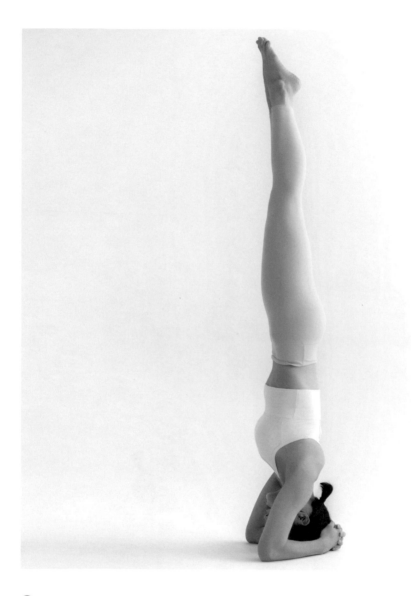

3 雙腿併攏，再慢慢朝天花板延展，並保持平衡。

停留
5 個呼吸

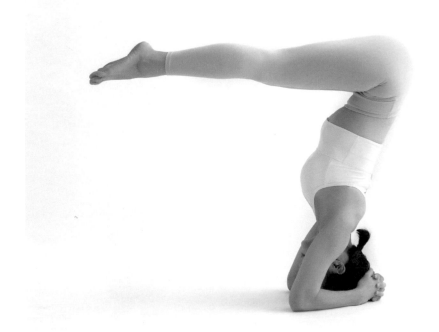

4 一邊吐氣，一邊將雙腿放下呈 90 度，然後慢慢深呼吸 5 次。

Tips　如果想要提高難度，可以連續進行將雙腿抬起來再放下的動作 5 次。

151

三角頭倒立

這是只靠頭頂和雙手找到重心的變形動作。對於肩膀柔軟度不足的人來說，這個動作比基本頭倒立來得更簡單。跟基本頭倒立相比，這個動作需要用到更多手臂的力量，所以對於想要鍛鍊手臂肌力的人來說，這個動作會更合適。

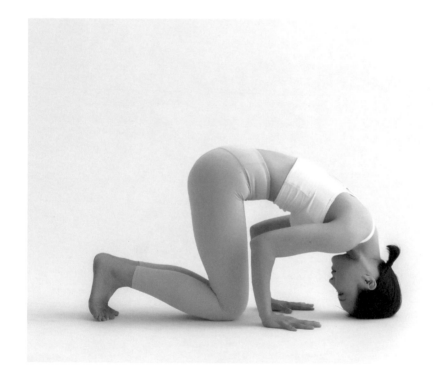

1 頭頂緊貼地面。雙手打開與肩同寬，並支撐地面。

Tips	手指張開，用整個手掌支撐地面。

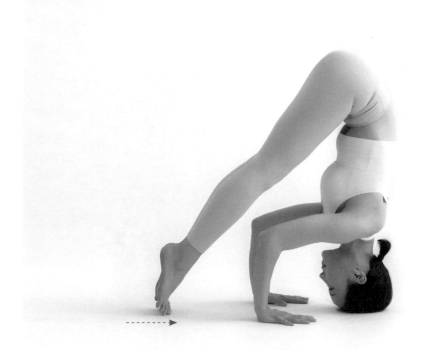

2 一邊吐氣，一邊將臀部抬向天花板，並用腳尖稍微往前走。

> **Tips**　手腕與地面呈垂直狀態。需留意將手肘繃緊，避免向兩側打開。

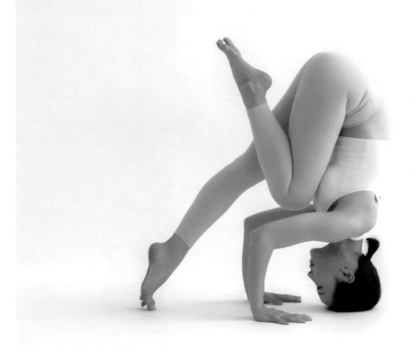

3 一邊吸氣，一邊單腿屈膝，然後將大腿收回來，讓大腿靠近胸口。

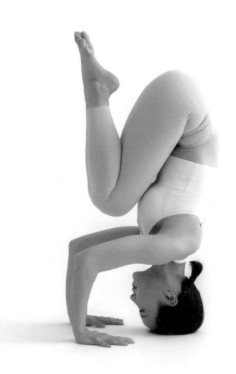

4 另一條腿也屈膝，然後將大腿收回來，讓大腿靠近胸口。

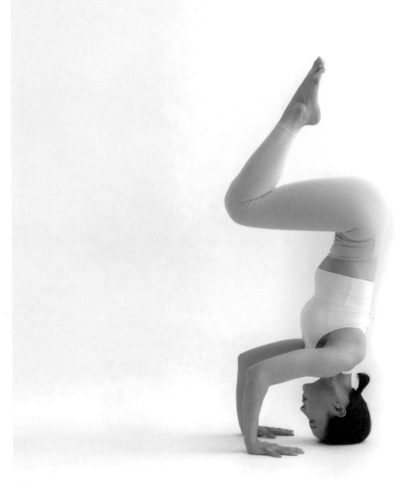

5 為了避免身體晃動，腹部用力以找到平衡，然後抬起雙膝呈 90 度。

| Tips | 將重量均勻分散到頭頂和手掌上，以便找到重心。 |

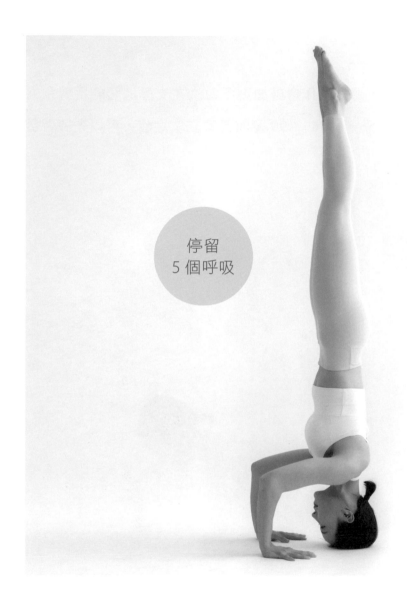

停留
5 個呼吸

6 將雙腿朝天花板伸展呈一直線後，再慢慢深呼吸 5 次。

前臂倒立

相較於頭倒立，這個動作會施加更多力量在支撐地面的手臂和肩膀上。在操作下一階段的「90 度前臂倒立」之前，可以先練習這個動作。

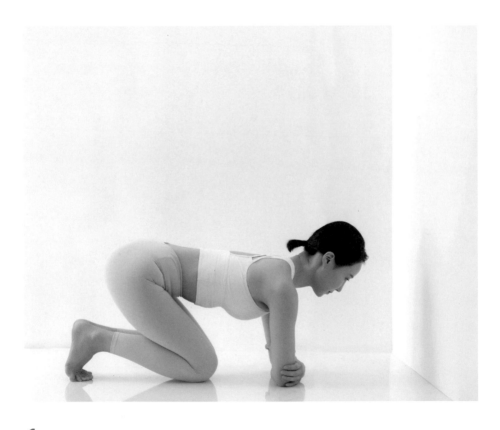

1 手掌張開測量出拇指尖到小指尖之間的距離，即為頭部至牆面的距離。趴下後，雙手抓住兩側手肘外側，找到與肩同寬的手肘位置。

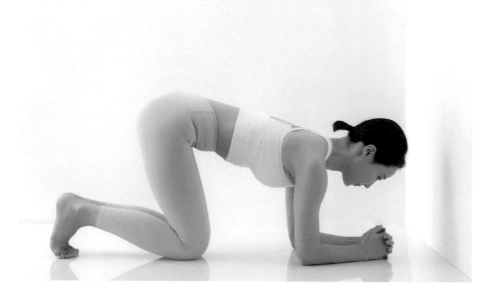

2 維持與肩同寬的手肘位置，並將雙手十指互扣，形成三角形。

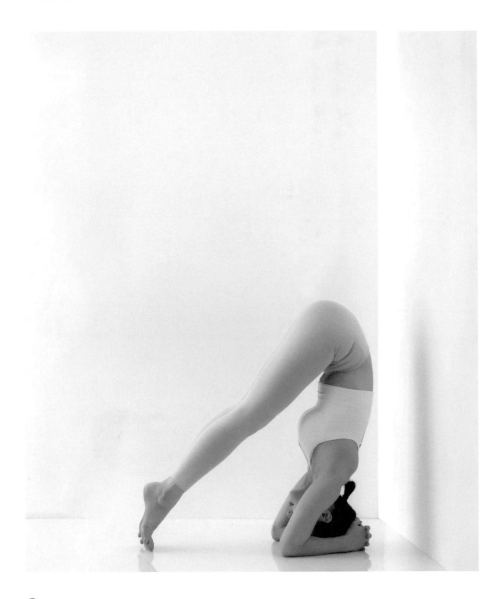

3 低頭，後腦杓緊貼十指緊扣的雙手，頭頂緊貼地面。
一邊吐氣，一邊將臀部抬向天花板。

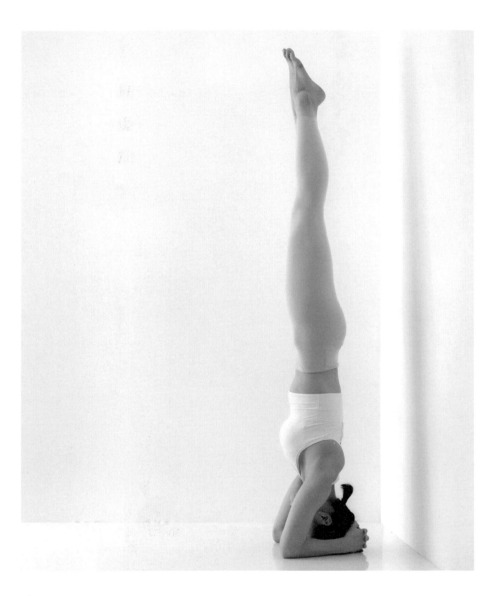

4 一邊吸氣，一邊將雙腿併攏，並朝向天花板延展呈一直線。

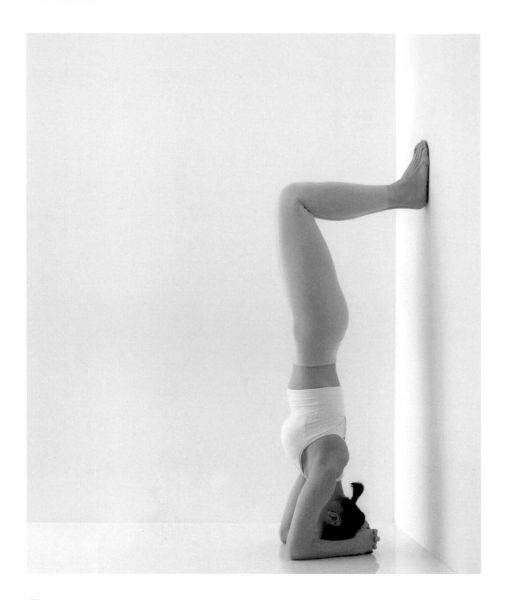

5 屈膝呈 90 度，腳掌貼牆。

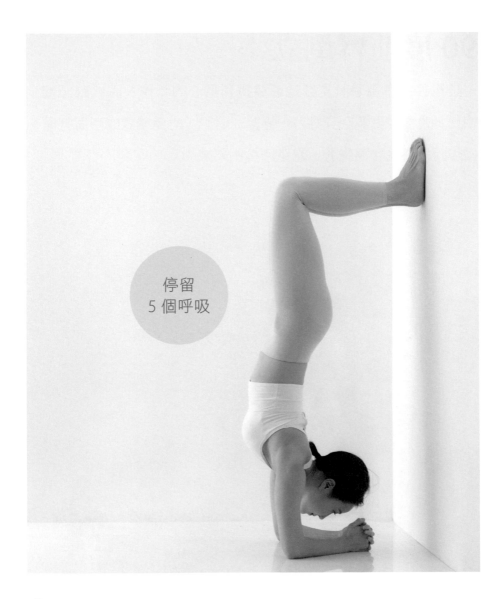

停留
5 個呼吸

6　一邊吸氣，一邊用手刀和前臂使勁推地，並將頭抬起來。
眼睛直視雙手之間的地面，並慢慢深呼吸 5 次。

> **Tips**　用手臂使勁推地，維持動作時會感覺到臉部和地面距離變遠了。

163

90 度前臂倒立

這是單靠手掌和手肘支撐地面並找到重心的動作,因此跟頭倒立相比,會需要更多全身肌力。繃緊三頭肌,避免雙臂的手肘打開。操作時核心肌群要施力,避免腰挺不起來。

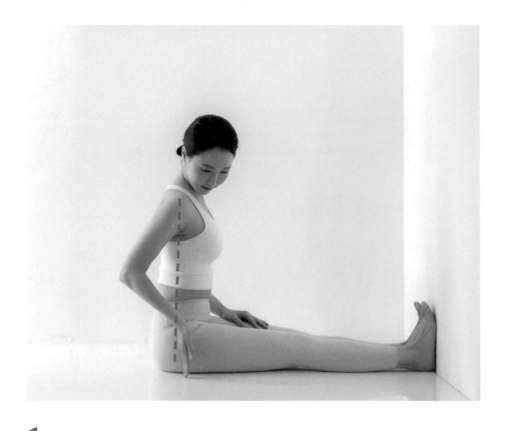

1 坐姿,腳掌貼牆,雙腿伸直。標出坐骨(坐下來時碰觸地面的臀部骨骼)碰到的位置後,測量腿長。

> **Tips** 因為利用牆壁讓身體顛倒呈 90 度時,頭頂到坐骨必須呈垂直狀態,所以要先測量腿長。

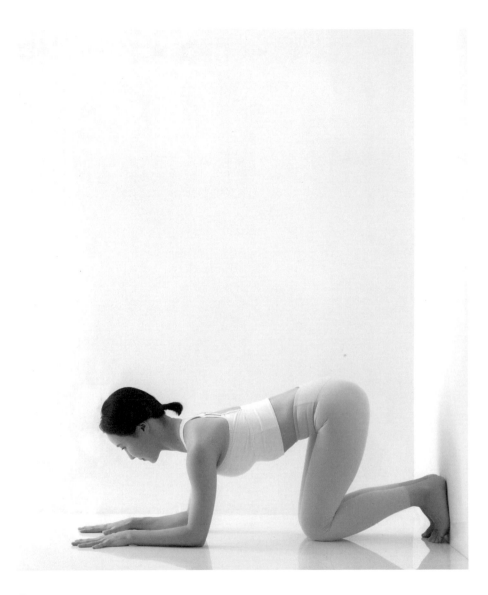

2 轉身背對牆壁趴下來後，將打開與肩同寬的手肘放在步驟①所標示的
坐骨位置上。這時，雙手打開呈平行。

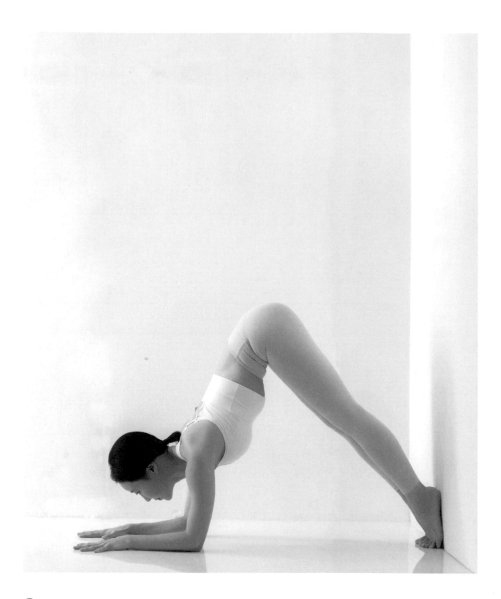

3 一邊吐氣，一邊將臀部抬向天花板。

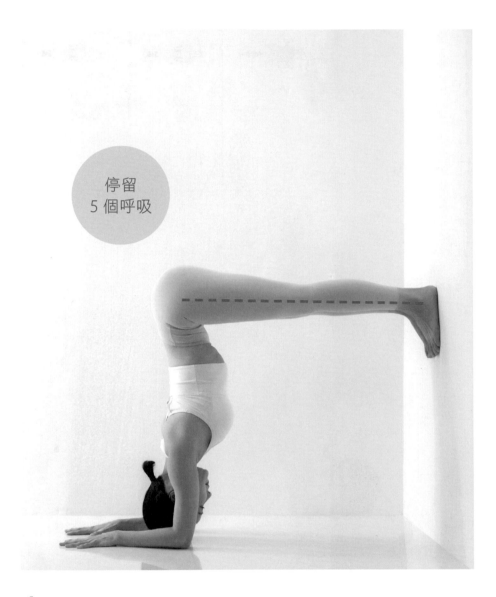

停留
5 個呼吸

4 一邊吸氣，一邊用腳掌踩著牆壁一步一步往上爬到呈 90 度。
維持姿勢，並慢慢呼吸 5 次。

Tips	用前臂（手腕到手肘的部分）使勁推地，避免肩膀垮下來。頭頂不碰地。

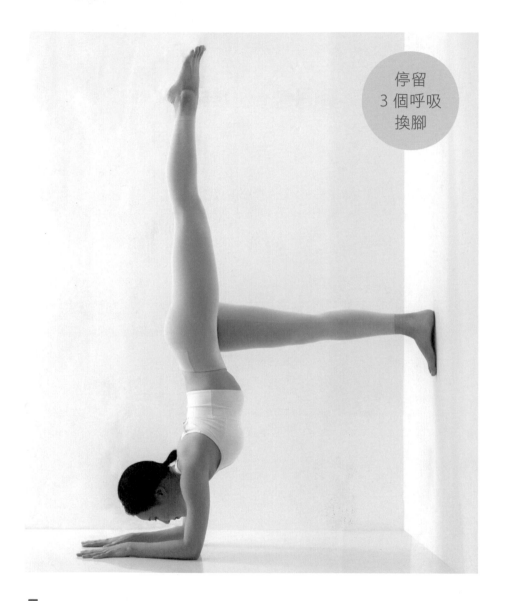

停留
3 個呼吸
換腳

5 單腿朝天花板伸展，此時腹部用力，避免腳往後倒。
眼睛直視地面，慢慢呼吸 3 次後，換腳再呼吸 3 次。

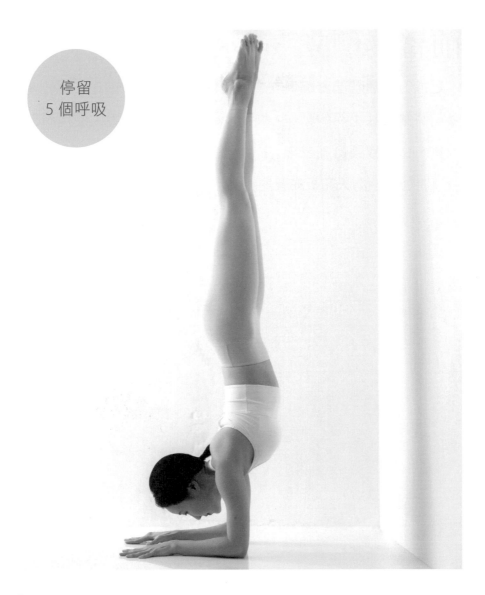

停留
5 個呼吸

6 兩條腿都朝天花板延展，並慢慢深呼吸 5 次。

> **Tips** 如果還是難以找到重心的話，建議在牆與牆之間練習。

前臂踢倒立

這是進行不靠牆前臂踢倒立之前所做的基本練習動作，屬於在牆壁前將雙腿往上踢的動作。將雙腿往上踢時，如果未使用腹部的力量，會導致腰挺不起來，因此應維持將腹部推向脊椎的力量，並以將臀部抬向天花板的感覺將腿往上踢。

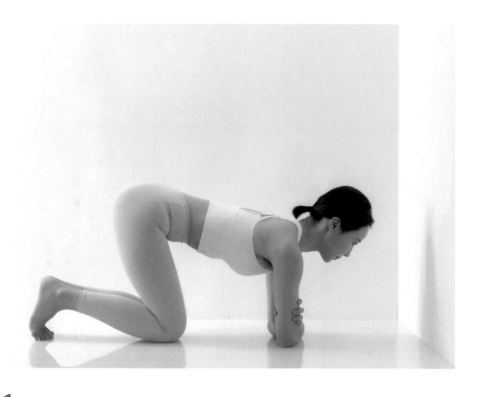

1 手掌張開測量出拇指尖到小指尖之間的距離，即為頭部至牆面的距離。趴下後，雙手抓住兩側手肘外側，找到與肩同寬的手肘位置。

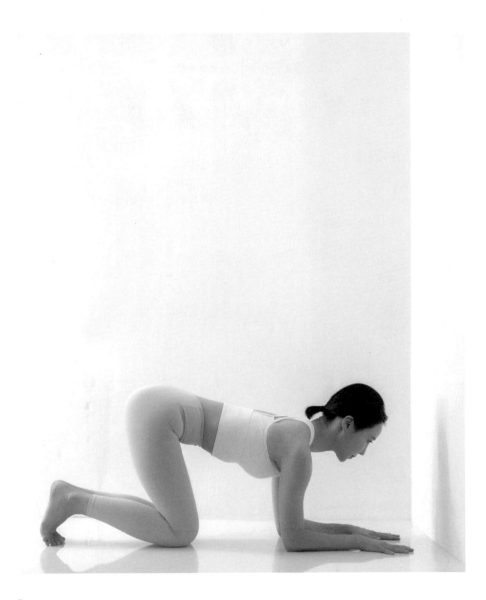

2 維持與肩同寬的手肘位置，雙手向前平行伸出。

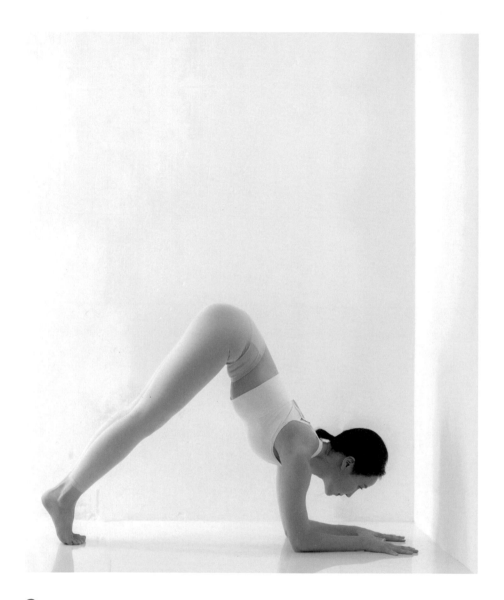

3 一邊吐氣，一邊將臀部抬向天花板。

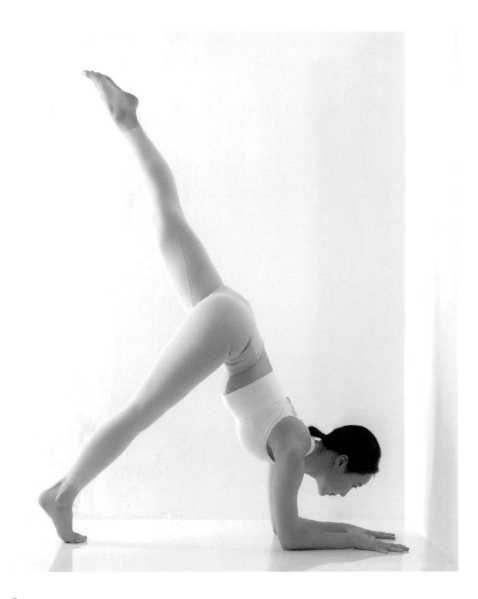

4 將單腿抬起來，做好往上踢的準備。另一條腿的膝蓋稍微彎曲，然後一邊吸氣，一邊利用反作用力將腿踢向天花板。

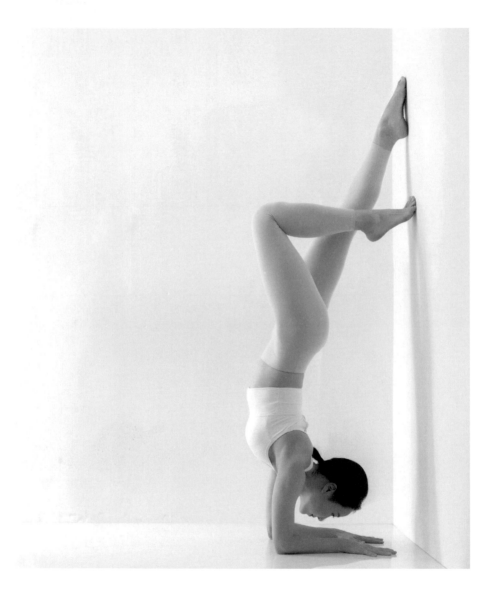

5 將雙腿全部抬向天花板，然後靠牆以找到重心。

> **Tips** 啟動三頭肌，避免手肘打開。用手臂維持推地面的力量，避免讓臉部
> 與地面的距離變近。

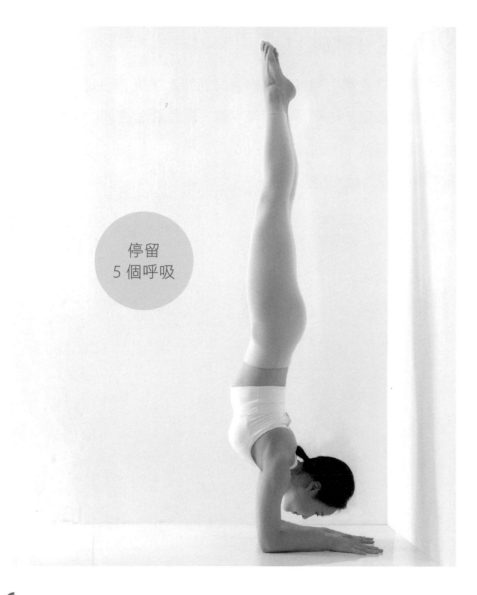

停留
5 個呼吸

6 輪流將腿慢慢離開牆壁，再朝天花板伸展以找到重心，
　並慢慢深呼吸 5 次。

90度手倒立

來挑戰倒立姿勢中難度最高的手倒立吧！手倒立也是一樣，一開始先善用牆壁。特別是未鍛鍊手臂、肩膀和背部肌力的狀態下，如果冒然嘗試，手腕或肩膀可能會有受傷的風險，因此務必充分練習過前面的動作後再挑戰。

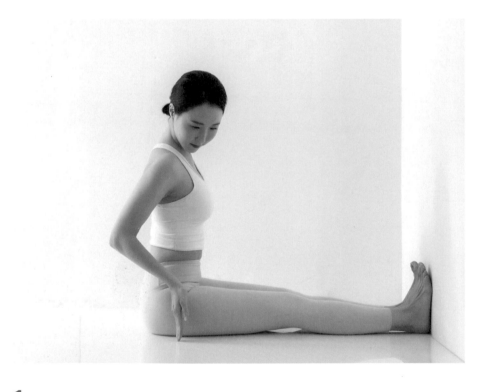

1 坐下，腳掌貼牆，雙腿伸直。標出坐骨（坐下來時碰觸地面的臀部骨骼）碰到的位置後，測量腿長。

> **Tips** 因為利用牆壁讓身體顛倒呈90度時，頭頂到坐骨必須呈垂直狀態，所以要先測量腿長。

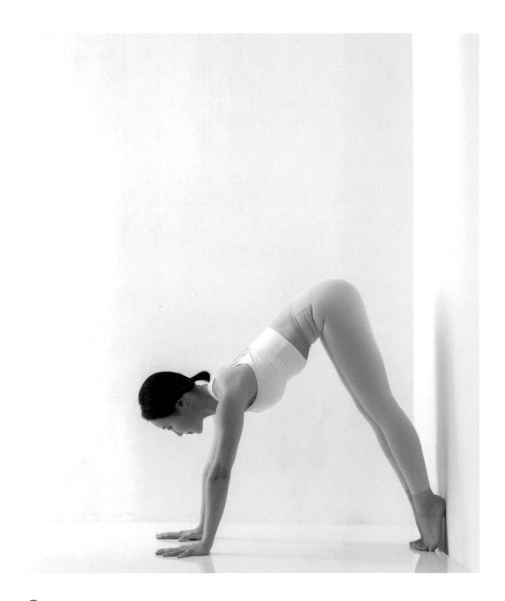

2 轉身背對牆壁後，雙手打開與肩同寬，並支撐地面，臀部抬向天花板。
這時，將掌根（靠近手腕的部位）放在步驟 1 所標示的坐骨位置上，
然後眼睛直視指尖之間的前方地面。

停留
5 個呼吸

3 一邊吸氣，一邊用腳掌踩著牆壁一步一步往上爬到呈 90 度。
維持姿勢，並慢慢呼吸 5 次。

> **Tips** 手腕到坐骨呈垂直狀態，並維持將腹部推向脊椎的力量。

停留
5 個呼吸

4 輪流將腿朝天花板延展，眼睛直視地面，並慢慢深呼吸 5 次。

跳躍手倒立

這是在牆壁前雙腿併攏的狀態下，同時屈膝再利用反作用力跳起來的動作。跟前面所介紹的單腿往上踢的動作相比，這個動作難度較高，所以需要強而有力的核心肌群和下半身肌力。維持穩固的上半身，避免腰挺不起來。這對於將臀部抬向天花板的動作會大有助益。

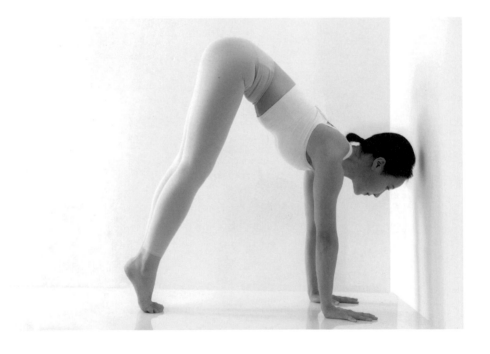

1 手掌張開測量出拇指尖到小指尖之間的距離，即為頭部至牆面的距離。雙手打開與肩同寬，並支撐地面，臀部抬向天花板，然後眼睛直視指尖之間的前方地面。

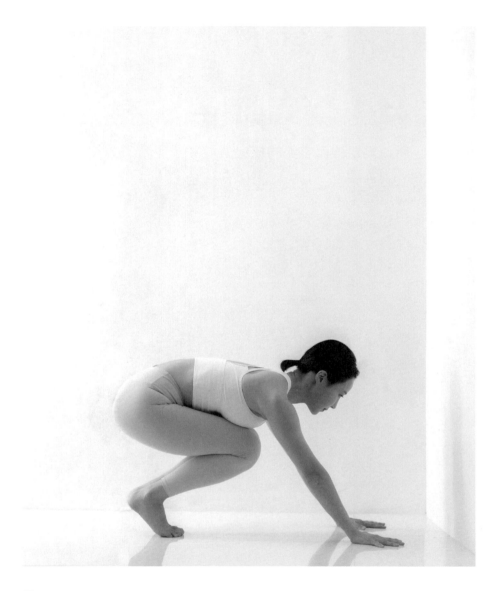

2 一邊吐氣，一邊雙腳屈膝。

Tips 動作進行時，眼睛直視指尖之間的前方地面，避免視線位置改變。

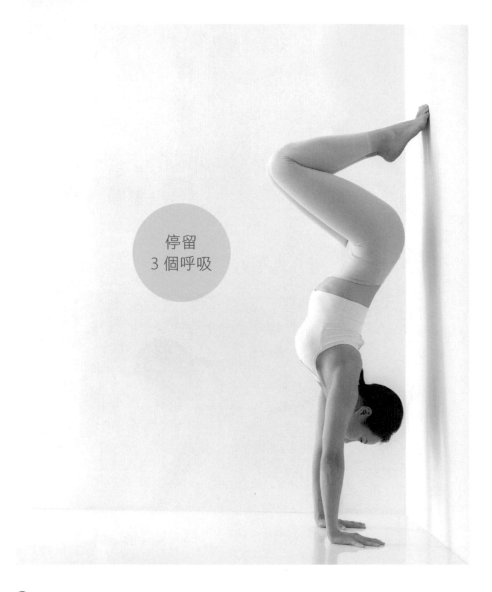

停留
3 個呼吸

3 一邊吸氣，一邊踢地，並同時將雙腿朝天花板跳起來。
眼睛直視指尖前方地面，並慢慢深呼吸 3 次。

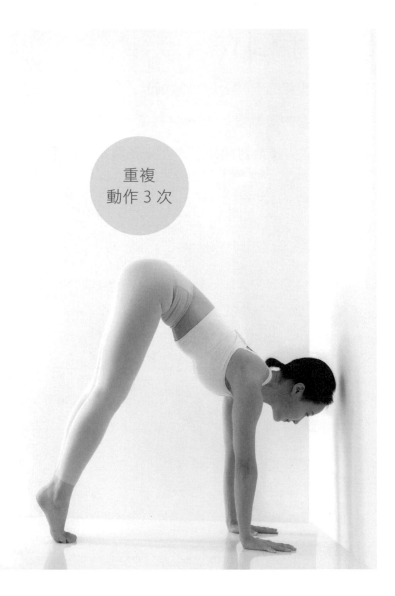

重複
動作 3 次

4 雙腿同時放下，回到動作 1 後，再重複步驟①～③共 3 次。

凹背手倒立

意指打造後背的空間，所以被稱為「hollow-back」。挺起胸膛，提高上半身的柔軟度，並同時打造強健的脊椎和肩膀。操作動作時，不是只有腰部彎曲而已，而是要讓整個脊椎舒展開來。

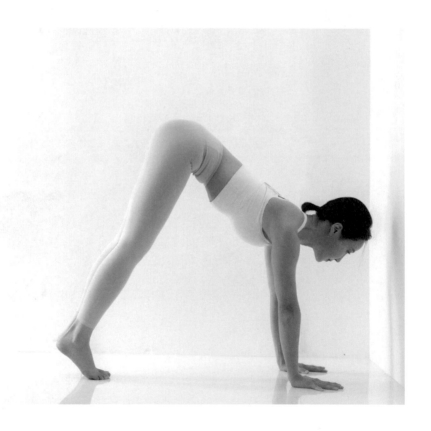

1 手掌張開測量出拇指尖到小指尖之間的距離，即為頭部至牆面的距離。雙手打開與肩同寬，並支撐地面，臀部抬向天花板，然後眼睛直視指尖之間的前方地面。

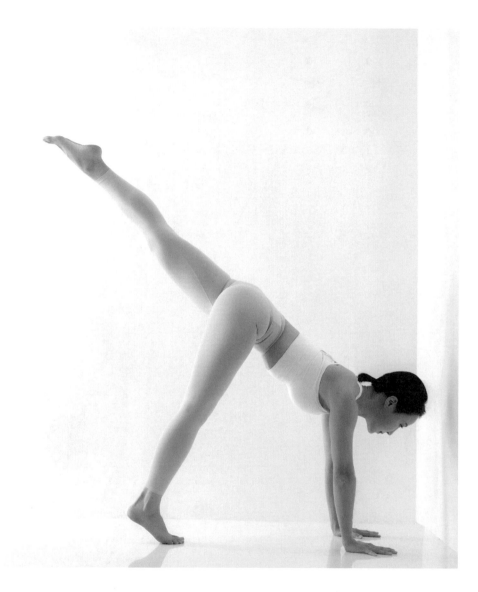

2 將單腿抬起來,做好往上踢的準備。另一條腿的膝蓋稍微彎曲,然後一邊吸氣,一邊利用反作用力將腿踢向天花板。

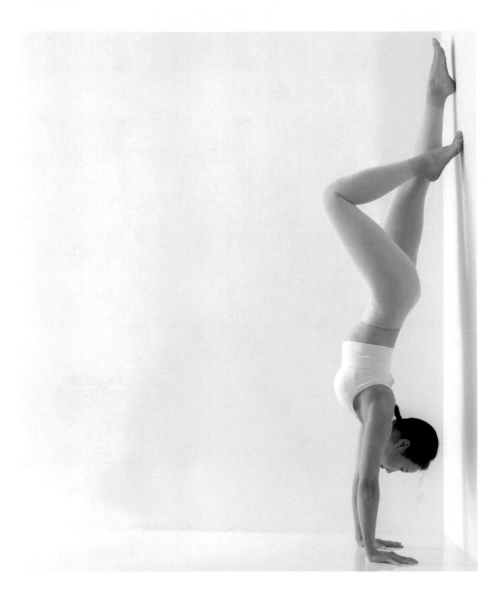

3 將雙腿全部抬向天花板，然後靠牆以找到重心。

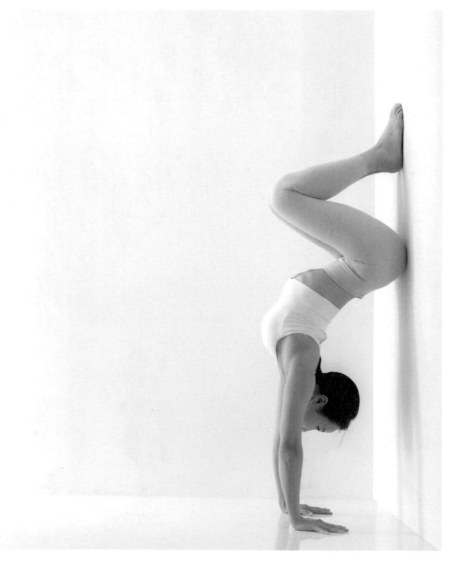

4 屈膝，腳掌緊貼牆面，臀部也緊貼牆面，脊椎打造出曲線。

| Tips | 縮腹，臀部盡可能往後噘起來，像鴨屁股一樣。 |

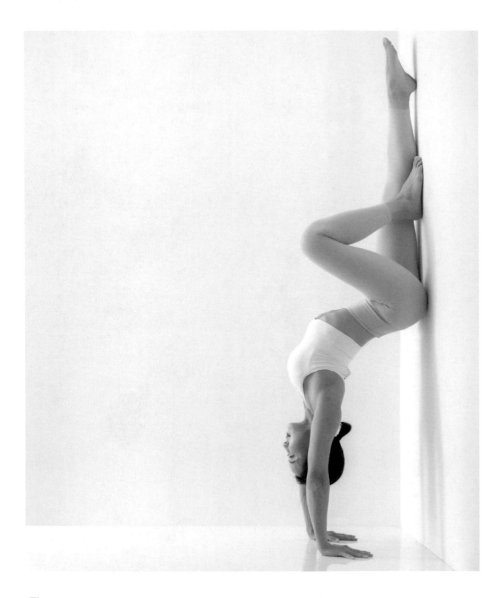

5 胸部往前推,避免重心偏向臀部。維持臀部向後推的力量,然後一邊
膝蓋打直,將腿朝天花板沿展。眼睛直視正前方。

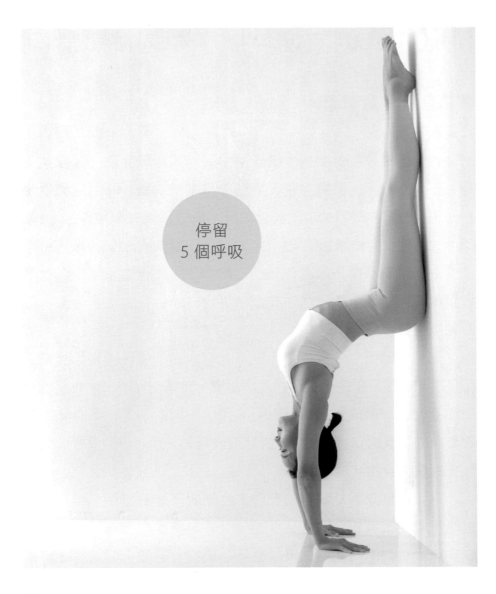

停留
5 個呼吸

6 雙腿全部朝天花板伸展，眼睛直視正前方，並慢慢深呼吸 5 次。

Tips　手腕到肩膀呈一直線，讓肩膀舒展開來。

挑戰！「倒立逆伸展」4 週挑戰計劃

練習前的注意事項

1. 每天持續練習

比起其它運動計劃，「倒立逆伸展 4 周挑戰計劃」強度並不高。不到 5 分鐘，就能完成暖身動作和基礎訓練，而倒立的主要動作也是從非常簡單的姿勢開始設計，所以每天只要投資 10 分鐘即可。不過，有鑑於頭倒立動作的特性，4 週期間每天持續進行十分重要。唯有身體適應動作且熟悉動作了，才會產生平衡感，並找到重心，4 週過後，就能成功頭倒立了。

2. 檢查正確姿勢

雖然能頭倒立，但是背卻挺不直，或是不慢慢將腿抬起來，而是跳起來維持平衡，這些都是壞習慣。做頭倒立時，頭會觸地，頸部有受傷的風險，因此絕對不能養成跳躍的習慣。唯有使用正確姿勢進行頭倒立，才不會對身體造成傷害，進而得到良好成效。

3. 根據當天身體狀況做調整

不管頭倒立對身體再怎麼好，也絕對不能做過頭。雖然每天付諸行動也很重要，但是請根據每天的身體狀況與心理狀態來調整次數與維持的時間。如果狀態不佳或沒有時間，只做倒立姿勢的典型預備動作「下犬式（p.128）」也無妨。

4. 依照自己的速度付諸行動

做瑜伽時，鍛鍊身體固然重要，但是修煉接納自己的心態也很重要。做頭倒立時，好好地專注在自己身上吧！

「倒立逆伸展」4 周練習計劃

範例筆記

星期一

運動動作次數（暖身動作、肌力訓練、放鬆緩和）

頸部＆肩膀伸展操 1 次、強健上半身 3 次、上半身伸展操 2 次

倒立練習維持時間

2 次，每次 1 分鐘

今天身體狀況如何？

原來肩膀和背部這麼僵硬，以前從來沒有察覺。因為把背挺直實在太吃力了，所以放鬆伸展操做了 2 次。

今天心理狀態如何？

今天事情多，所以有點疲累，但是一邊深呼吸，一邊做倒立姿勢後，不僅雜亂的思緒冷靜下來，心情也豁然開朗了。

改善圓肩、挺直背脊，鍛鍊上半身！

星期一	運動動作次數（暖身動作、肌力訓練、放鬆和緩）
	倒立練習維持時間
星期二	運動動作次數（暖身動作、肌力訓練、放鬆和緩）
	倒立練習維持時間
星期三	運動動作次數（暖身動作、肌力訓練、放鬆和緩）
	倒立練習維持時間
星期四	運動動作次數（暖身動作、肌力訓練、放鬆和緩）
	倒立練習維持時間

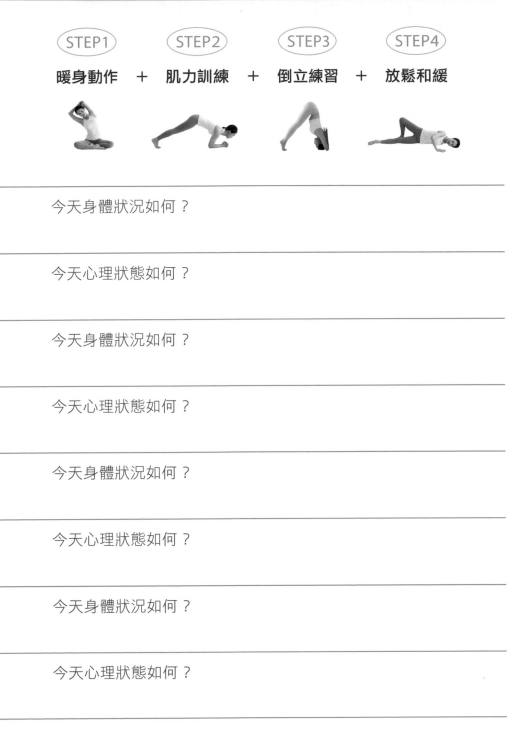

STEP1 ＋ STEP2 ＋ STEP3 ＋ STEP4

暖身動作 ＋ 肌力訓練 ＋ 倒立練習 ＋ 放鬆和緩

今天身體狀況如何？

今天心理狀態如何？

今天身體狀況如何？

今天心理狀態如何？

今天身體狀況如何？

今天心理狀態如何？

今天身體狀況如何？

今天心理狀態如何？

改善圓肩、挺直背脊，鍛鍊上半身！

星期五	運動動作次數（暖身動作、肌力訓練、放鬆和緩）	
	倒立練習維持時間	
星期六	運動動作次數（暖身動作、肌力訓練、放鬆和緩）	
	倒立練習維持時間	
星期日	運動動作次數（暖身動作、肌力訓練、放鬆和緩）	
	倒立練習維持時間	
第一週練習結束		

今天身體狀況如何？

今天心理狀態如何？

今天身體狀況如何？

今天心理狀態如何？

今天身體狀況如何？

今天心理狀態如何？

增強腹部和腰部的力量，鍛鍊核心！

星期一	運動動作次數（暖身動作、肌力訓練、放鬆和緩）
	倒立練習維持時間
星期二	運動動作次數（暖身動作、肌力訓練、放鬆和緩）
	倒立練習維持時間
星期三	運動動作次數（暖身動作、肌力訓練、放鬆和緩）
	倒立練習維持時間
星期四	運動動作次數（暖身動作、肌力訓練、放鬆和緩）
	倒立練習維持時間

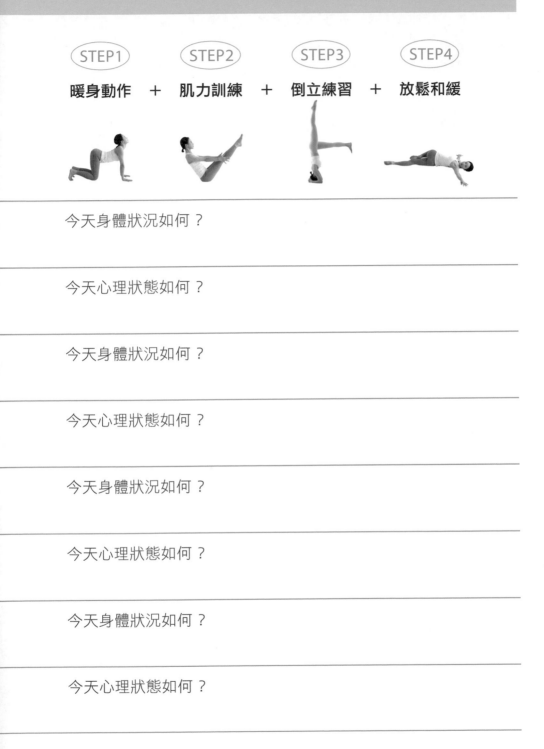

STEP1 STEP2 STEP3 STEP4

暖身動作　＋　肌力訓練　＋　倒立練習　＋　放鬆和緩

今天身體狀況如何？

今天心理狀態如何？

今天身體狀況如何？

今天心理狀態如何？

今天身體狀況如何？

今天心理狀態如何？

今天身體狀況如何？

今天心理狀態如何？

增強腹部和腰部的力量，鍛鍊核心！

星期五	運動動作次數（暖身動作、肌力訓練、放鬆和緩）
	倒立練習維持時間
星期六	運動動作次數（暖身動作、肌力訓練、放鬆和緩）
	倒立練習維持時間
星期日	運動動作次數（暖身動作、肌力訓練、放鬆和緩）
	倒立練習維持時間
第二週練習結束	

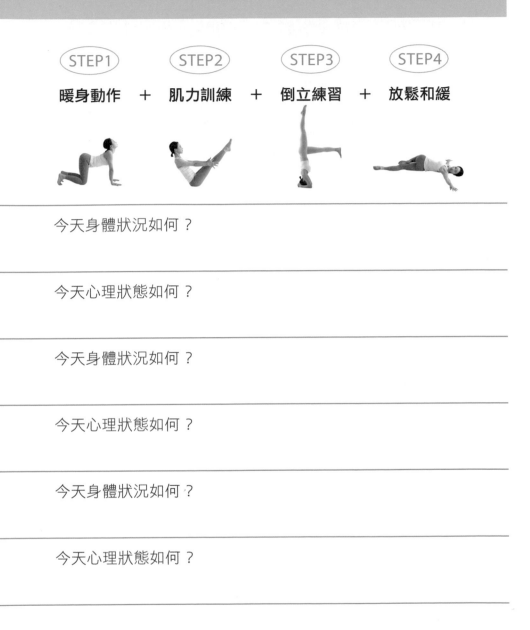

STEP1	STEP2	STEP3	STEP4
暖身動作 +	肌力訓練 +	倒立練習 +	放鬆和緩

今天身體狀況如何？

今天心理狀態如何？

今天身體狀況如何？

今天心理狀態如何？

今天身體狀況如何？

今天心理狀態如何？

透過平衡動作，鍛鍊全身的平衡感！

星期一	運動動作次數（暖身動作、肌力訓練、放鬆和緩）
	倒立練習維持時間
星期二	運動動作次數（暖身動作、肌力訓練、放鬆和緩）
	倒立練習維持時間
星期三	運動動作次數（暖身動作、肌力訓練、放鬆和緩）
	倒立練習維持時間
星期四	運動動作次數（暖身動作、肌力訓練、放鬆和緩）
	倒立練習維持時間

今天身體狀況如何？

今天心理狀態如何？

今天身體狀況如何？

今天心理狀態如何？

今天身體狀況如何？

今天心理狀態如何？

今天身體狀況如何？

今天心理狀態如何？

透過平衡動作，鍛鍊全身的平衡感！

星期五	運動動作次數（暖身動作、肌力訓練、放鬆和緩）	
	倒立練習維持時間	
星期六	運動動作次數（暖身動作、肌力訓練、放鬆和緩）	
	倒立練習維持時間	
星期日	運動動作次數（暖身動作、肌力訓練、放鬆和緩）	
	倒立練習維持時間	
第三週練習結束		

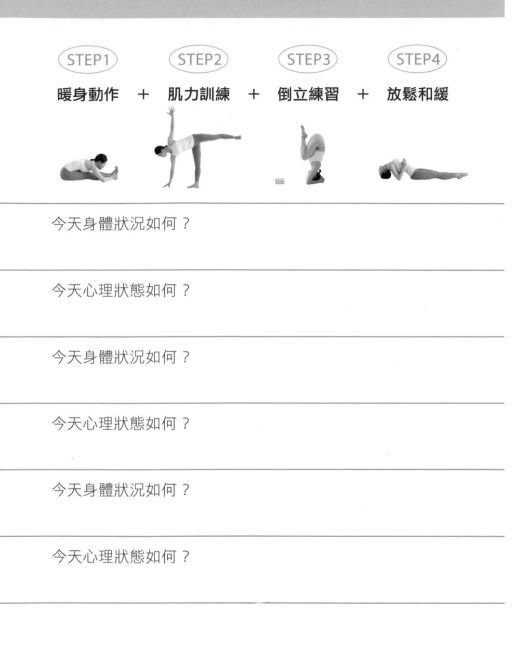

STEP1   STEP2   STEP3   STEP4

暖身動作 ＋ 肌力訓練 ＋ 倒立練習 ＋ 放鬆和緩

今天身體狀況如何？

今天心理狀態如何？

今天身體狀況如何？

今天心理狀態如何？

今天身體狀況如何？

今天心理狀態如何？

鍛鍊全身，成功倒立！

星期一	運動動作次數（暖身動作、肌力訓練、放鬆和緩） 倒立練習維持時間
星期二	運動動作次數（暖身動作、肌力訓練、放鬆和緩） 倒立練習維持時間
星期三	運動動作次數（暖身動作、肌力訓練、放鬆和緩） 倒立練習維持時間
星期四	運動動作次數（暖身動作、肌力訓練、放鬆和緩） 倒立練習維持時間

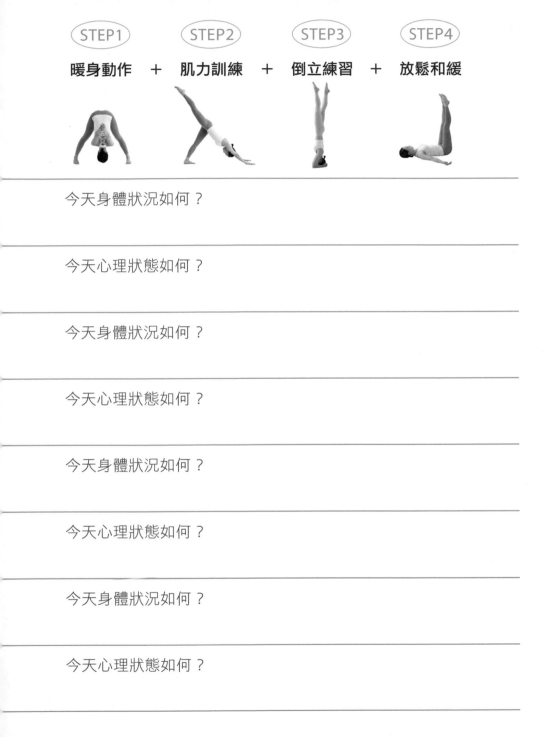

STEP1		STEP2		STEP3		STEP4
暖身動作	+	肌力訓練	+	倒立練習	+	放鬆和緩

今天身體狀況如何？

今天心理狀態如何？

今天身體狀況如何？

今天心理狀態如何？

今天身體狀況如何？

今天心理狀態如何？

今天身體狀況如何？

今天心理狀態如何？

鍛鍊全身，成功倒立！

星期五	運動動作次數（暖身動作、肌力訓練、放鬆和緩）
	倒立練習維持時間
星期六	運動動作次數（暖身動作、肌力訓練、放鬆和緩）
	倒立練習維持時間
星期日	運動動作次數（暖身動作、肌力訓練、放鬆和緩）
	倒立練習維持時間
第四週練習結束	

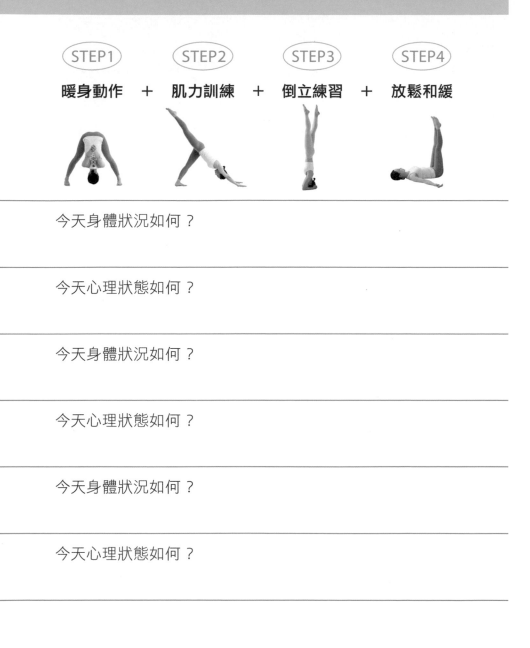

STEP1		STEP2		STEP3		STEP4
暖身動作	+	肌力訓練	+	倒立練習	+	放鬆和緩

今天身體狀況如何？

今天心理狀態如何？

今天身體狀況如何？

今天心理狀態如何？

今天身體狀況如何？

今天心理狀態如何？

健康樹 HealthTree　健康樹系列128

強核心‧修體態‧除贅肉‧解痠痛，倒立逆伸展

風靡韓國，明星李孝利‧IU都在練的強筋活血‧美型塑身逆姿勢
누구나 거꾸로 설 수 있다

作　　者	金多惠
譯　　者	林育帆
總 編 輯	何玉美
主　　編	紀欣怡
封面設計	張天薪
版型設計	葉若蒂
內文排版	菩薩蠻數位文化有限公司

出版發行	采實文化事業股份有限公司
行銷企劃	陳佩宜‧黃于庭‧馮羿勳‧蔡雨庭
業務發行	張世明‧林踏欣‧林坤蓉‧王貞玉
國際版權	王俐雯‧林冠妤
印務採購	曾玉霞
會計行政	王雅蕙‧李韶婉
法律顧問	第一國際法律事務所 余淑杏律師
電子信箱	acme@acmebook.com.tw
采實官網	www.acmebook.com.tw
采實文化粉絲團	http://www.facebook.com/acmebook01

I S B N	978-986-507-039-7
定　　價	360元
初版一刷	2019年10月
劃撥帳號	50148859
劃撥戶名	采實文化事業有限公司
	104台北市中山區南京東路二段95號9樓
	電話：（02）2397-7908
	傳真：（02）2571-3298

國家圖書館出版品預行編目資料

強核心‧修體態‧除贅肉‧解痠痛，倒立逆伸展：
風靡韓國，明星李孝利‧IU都在練的強筋活血‧美
型塑身逆姿勢／金多惠作；林育帆譯.
－－初版.－－臺北市：采實文化，2019.10
面；　　公分.
ISBN　978-986-507-039-7（平裝）

1.瑜伽　2.塑身　3.運動健康

411.15　　　　　　　　　　　　　　108013813

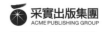

采實出版集團
ACME PUBLISHING GROUP